Hedy Bircher-Rey

HEILKOST BEI LEBER- UND GALLEN-LEIDEN

Mit zahlreichen Menüvorschlägen und Rezepten

Ärztlich eingeleitet und herausgegeben von

Dr. med. W. Devrient

6. AUFLAGE

Humata Verlag Harold S. Blume

Auslieferung aller Humata-Bücher

Deutschland
Humata-Auslieferung Schwabe, 61286 Bad Homburg, Postfach 16 45
Telefon 0 61 72/2 11 75 – Telefax 0 61 72/2 15 44

Österreich
Humata-Auslieferung ‚Neues Leben', A-5020 Salzburg, Bergstr. 16
Telefon 06 62/87 35 67

Schweiz und alle anderen Länder
HUMATA VERLAG CH-3000 BERN 6
FAX (0 31) 351 62 55

Aus anderen Ländern zuerst die Fernkennzahl Schweiz (in Europa meistens 00 41) anwählen und bei der Vorwahl (0 31) die Null weglassen

Verlangen Sie das vollständige Verzeichnis aller Humata-Bücher bei Ihrem Buchhändler oder beim Verlag

HEILKOST BEI LEBER- UND GALLEN-LEIDEN
6. Auflage

ISBN 3-7197-0423-8
Interner Verlagscode 9-423-62-6

Inhalt

I. Vorwort

Bereits die alten Völker fanden sich damit ab, daß sie mit der Kultur und dem Negativ dazu, nämlich der Zivilisation, ein Danaergeschenk eingetauscht hatten. Dieser Fatalismus hatte sich in unserem Jahrhundert zu dem Kulturpessimismus Oswald *Spenglers* (Untergang des Abendlandes) aufgetürmt. Wenn sich dagegen Prof. Arnold *Toynbee,* der große englische Historiker, mit universalhistorischem Weitblick durch die vergleichende Betrachtung von 21 Kulturen, vorherrschend der Vorzeiten, zu dem Individualitäts- und Freiheitsbegriffe des Menschen wieder zurückzufinden vermocht hat und damit den Weg zu einem Kulturoptimismus freilegte, so bedeutet das, daß die bis heute tiefste historische Schau sich dem Aspekt einer biologischen Ganzheitserkenntnis zuordnet, aus dem die biologisch fundierte Lehre der Vollgesundheit (Acmosophie) hervorgeht.

»Hier können wir auf die Vollgesundheit des Hunsa-Volkes in Nord-Indien verweisen. Dieses Volk hat zwar auf das, was wir Kultur und Zivilisation nennen, seit zumindest 5000 Jahren verzichtet und hat sich damit eine Vollgesundheit bewahrt, die auf der Erde einzig dasteht. Dieses Volk stellt eine Menschengemeinschaft dar, die als tüchtig, fleißig, unerhört leistungsfähig, hilfsbereit, duldsam und prinzipiell friedfertig bezeichnet wird. Der berühmte englische Ernährungsforscher Dr. Mac *Carrison,* der zwanzig Jahre in Indien lebte, zeigte uns, daß mit der Hunsa-Ernährung sowohl Tier wie Mensch gesund und friedfertig, mit unserer Normal-Ernährung dagegen als schwererkrankt und bösartig, sich selbst gegenseitig vernichtend, bezeichnet werden konnten. Das erklärt den Mangel jeder Vollgesundheit bei allen Kulturvölkern und zugleich die gegenseitige Vernichtungssucht, die der Mensch aufweist.« (So Prof. Dr. G.

Enderlein, der Schöpfer der »Cyklogenie der Bakterien« in einem Artikel »Meine Gesundheitslehre«.)

Frieden auf der Welt zu haben und dazu noch gesund sein, — das wünscht sich vorbehaltlos jeder. Doch sollte sich auch jedermann fragen, was er dazu beiträgt: für sich, seine Familie und auch die Gesamtheit! Nur wenige Menschen beugen ihrem persönlichen Unheil vor. Nur vereinzelte haben das Verantwortungsgefühl, gegen den drohenden biologischen Verfall bewußt zu wirken. Diesen wollen wir in erster Linie die Wege hierfür zeigen.

Wie oben ausgeführt, sind Gesundheit und Frieden miteinander verknüpft. Der Weg dahin führt zuallererst durch die Ernährung, die die Grundlage bildet. *Hippokrates*, der Vater der Medizin, sagte noch vor 2500 Jahren, daß die Nahrung Arznei und die Arznei Nahrung sei. Wie soll man sich aber richtig ernähren, wenn man in einer Zeit lebt, in der unser Lebenszuschnitt einem großen Fabrikkomplex gleicht und schon beinahe nichts mehr zuhause hergestellt wird? Ich hatte noch das Glück, täglich als Student die frischgemolkene Milch der eigenen Kuh zu trinken. Was müssen wir aber heute an Fertigwaren und konservierten Produkten in der Großstadt, ja sogar auf dem Lande genießen? Schon *Goethe* hatte diese verderbliche Entwicklung erkannt und in seinen Gesprächen mit *Eckermann* Besorgnisse geäußert.

Den Wert der reinen Naturprodukte für das Fortleben der menschlichen Rasse hat in seinem ganzen Ausmaße Max *Bircher-Benner*, der große Arzt und Ernährungsphysiologe, gezeigt. Das, was jedem Naturmenschen im Blute liegt und klar ist, mußte den Wissenschaftlern und der Ärzteschaft noch bewiesen werden. Hierin liegt das unsterbliche Verdienst *Bircher-Benners*. Seine Lehre ist unumstößlich begründet, doch ist ihre praktische Anwendung noch viel zu wenig bekannt. Gerade dafür aber muß ständig geworben werden; denn das Gute vergißt sich leider schnell und muß immer von neuem wiederholt werden.

Eine der verdientesten Pionierinnen auf diesem Gebiet ist Frau *Hedy Bircher-Rey*. Sie stammt aus der Bircher'schen Schule und hat ihrem praktischen Ausbau ihr Leben gewidmet.

In ihren Büchern und ihrem so beliebten »Ernährungs-Kurier« bringt sie alles das, was man von der richtigen Ernährung wissen muß. Gerne entsprach ich deshalb dem Vorschlag des um die biologische Richtung der Medizin so verdienten Verlegers Harold S. Blume, die Neuausgaben der Diät-Bücher von Frau *Bircher-Rey* vom ärztlichen Standpunkt aus durchzusehen und zu ergänzen.

Die immer wieder nötig werdenden Neuauflagen zeigen, wie groß der Bedarf an solchen wissenschaftlich fundierten Diät-Büchern ist. Die vorliegende Ausgabe wurde von Grund auf neu verfaßt, mit vielen Rezepten versehen und vom ärztlichen Gesichtspunkt ergänzt. So ausgerüstet möge sie noch wirksamer ihre nützliche Aufgabe fortsetzen.

Dr. med. W. Devrient

II. Einleitung

Bedeutung und Aufgabe von Leber und Galle

Gesund und Krank gebraucht so oft im Leben die Worte »meine Leber« — »meine Galle«. Oder: »Ist es die Leber bei mir, Herr Doktor, oder die Galle?« Das sind eben magische Worte, die man gebraucht, aber nach deren Aufklärung selten gefragt wird. Es ist aber notwendig, eine Klarstellung vorauszuschicken in einem Buche, das der Heilkost bei Krankheiten dieser so wichtigen Organe gewidmet ist. Deshalb sei hier das Nötige über ihren Bau und ihre Arbeit gesagt.

Im rechten Oberbauch, im Schutze des knöchernen Brustkorbes und vorwiegend unter der rechten Zwerchfellkuppel, liegt die Leber, die größte Drüse des menschlichen Körpers. Unter Drüsen verstehen wir Organe, die solche Wirkstoffe bzw. Säfte bilden, die für die Arbeit des Körpers unentbehrlich sind. Die Drüsen können klein sein, wie z. B. die hirsekorngroße Zirbeldrüse im Gehirn, oder auch groß, wie die Leber, deren Gewicht beim Erwachsenen im Mittel 1800 g beträgt. Die Leber ist von rötlich-brauner Farbe und fester Beschaffenheit. Ihre Unterfläche ruht auf einem Kissen von Eingeweiden (Niere, Magen, Querdarm). Auf der Leberunterseite liegt der Ausführungsgang der Lebergalle, die nichts anderes ist als eine dickflüssige Absonderung mit den darin befindlichen Erzeugnissen der Leber. Die Galle sammelt sich in einem birnenförmigen Sack — der Gallenblase —, der zur Ansammlung, Eindickung und Speicherung der Galle dient. Durch den galleabführenden Gang ergießt sich die Galle in den Zwölffingerdarm. Hier ist die Stelle so mancher Störung, Entzündung und Krankheit, wovon im weiteren noch vielfach gesprochen wird.

Die Leber kann mit dem Kesselraum einer Fabrik oder der Heizung des Hauses verglichen werden. Zu gleicher Zeit ist sie auch ein wunderbar organisiertes Laboratorium, das durch einen präzise arbeitenden Hauptregulator im Gehirn regiert, bis ins Kleinste weiß, was sie zu machen hat: wieviel und welche Wirkstoffe fabriziert werden müssen, welche Gifte ausgeleitet und was als Depot abgelagert werden muß. Uns interessiert hier hauptsächlich die Rolle der Leber in bezug auf die Verdauung von Eiweiß und Fett. Das in den Körper eingeführte Eiweiß (Fleisch, Fisch, Käse u. a. m.) wird durch Fermente aufgelockert, in der Leber zu Harnstoff umgewandelt und als solcher durch die Nieren ausgeschieden.

Unentbehrlich ist eine gesunde Leber auch für die Verdauung von Fetten. Dabei spielt die von der Leber täglich in der Menge von etwa 1 Liter produzierte und in der Gallenblase eingedickte Galle eine wichtige Rolle, indem die Gallensäuren die Fettsäuren zur Lösung bringen und damit aufnahmefähig machen. Ein Gallengangverschluß durch einen Gallenstein hat außer der bekannten Gelbsucht, bei der Galle infolge der Stauung in der Leber ins Blut übertritt, eine Störung der Fettverdauung zur Folge. Wenn das Fett bei der Gelbsucht nicht entzogen wird und der Patient sich nicht auf eine Diät beschränkt, zu deren Verdauung wenig oder auch keine Galle notwendig ist, dann wird die Krankheit in die Länge gezogen. Die falsche Kost staut sich, vergärt, verwest — und aus einem rechtzeitig gut zu heilenden Fall kann ein übles Ende werden. Die Galle übt unter anderen noch zwei wichtige Funktionen aus: den Darmkanal zu desinfizieren und die Tätigkeit der nahrungsspaltenden Fermente und der unzähligen kleinen Drüsen in der Darmwand zu aktivieren.

Die erste Regel in der Therapie besagt, daß das erkrankte Organ ruhiggestellt werden muß, damit es alle Kräfte zur Gesundung sammeln kann. Den Verdauungsakt kann man aber nicht ganz ruhigstellen, man kann ihn nur entlasten. Bildlich könnte man das so ausdrücken: beim Großreinemachen kann man keine Gäste einladen! Es wird in solchen Fällen nur ein leichtes, einfach zubereitetes Mahl für die Angehörigen gerichtet. Eine

Diätkur ist im Grunde nichts anderes als »Spezialgroßreinemachen«. Geschieht dies, dann werden die gestörten Funktionen durch den »inneren Arzt«, diesen wunderbaren automatischen Regulator, wieder geordnet. Je folgsamer der Patient, desto eher die Gesundung.

Eine Fastenkur in einem Spezialsanatorium ist der schnellste Weg zu diesem Ziel. Was geschieht dabei? Bei völliger Nahrungsenthaltung und Ruhigstellung kommt die Galleabsonderung nicht zum Stillstand. Ihre bakterientötende Kraft nimmt zu, so daß auch veraltete Entzündungen der Gallenwege ausheilen können. Die Möglichkeit der Auflösung der Gallensteine ist dabei besonders gegeben. Doch können bzw. wollen nur wenige sich einer Fastenkur in einer Klinik unterziehen. Deshalb ist ein tiefes Verständnis für die Behandlung zuhause mittels Spezialdiäten, wie unten geschildert, besonders wichtig. Voraussetzung dazu ist die Einsicht, daß man reichlich trinken muß, um die Schlacken und Infektionsgifte auszuscheiden, und tunlichst nur das essen, wozu so wenig wie möglich Galle gebraucht wird. Niemals soll der Galle- und Leberpatient essen, wenn er keinen Hunger bzw. Appetit hat. Ein Völlegefühl zeigt stets an, daß entweder die Galle überbeschäftigt ist oder auch behindert am Abfluß sein mag, — ein Zustand, der die Gesundung auf lange Zeit hinausschiebt.

Noch kürzer gesagt: *Essen* ist hier nur unter bestimmten Voraussetzungen erlaubt, dagegen das Trinken sogar geboten. Besonders nützlich sind die Bitterstoffe enthaltenden Leber- und Gallentees, über die noch die Rede sein wird. Einzelheiten bestimmt der behandelnde Arzt.

Zur Illustration des Gesagten sei hier eingefügt die Erzählung von Dr. med. C. Baeckmann aus seinem Buche »Der Arzt auf vorgeschobenem Posten«. Er war Arzt in einer Stadt in Bessarabien, deren Bevölkerung aus Deutschen schwäbischen Stammes, Rumänen, Russen und Bulgaren bestand. Die drei letztgenannten Nationalitäten waren griechisch-orthodox und hielten die kirchlichen Fasten streng ein. Da sie Gärtner waren, so bestand ihre Nahrung vorwiegend aus frischem Obst und Gemüse; sie war fettarm und bekömmlich. Leber- und Gallekrankheiten kamen nicht vor. Die Deutschen waren aber reiche Bauern, auch Schweinezüchter. Ihre Küche war altschwäbisch (Speck, Wurst, Spätzle, Wiebele u. a. m.). Da gab's Leberkrankheiten in jedem Haus und eine noch nicht wegoperierte Gallenblase war eine Seltenheit. Daraus kann man schließen, was der Leber genehm ist und was nicht: bei Mäßigen bleibt sie gesund. Sie ist unsere Gebieterin und wohl demjenigen, der rechtzeitig ihre Wünsche errät und sie befolgt.

Der Leser dieser Zeilen wird nachdrücklich darauf aufmerksam gemacht, daß eine richtig verstandene Diät nicht nur allein aus dem »Was darf ich essen« besteht. Sehr wichtig sind noch das »Wann« und das »Wie«. Die Verdauungsorgane arbeiten rhythmisch, d. h. in bestimmter Ordnung und Zeit. Die Leberfunktion ist vom Magen abhängig und auch umgekehrt. Ausschlaggebend sind auch die Vorgänge im Darm, besonders, wenn durch eine Reihe von Verfehlungen ein »Gaskotbauch« entsteht. Ist der Magen überladen oder krank, dann wird sein Inhalt nicht in der von der Leber gewünschten Menge und Zeit an dieselbe weitergegeben. Daraus entsteht erst Verstimmung, dann Stauung, Störung und schließlich Krankheit. Es muß also auch die Diätkost langsam gegessen und sorgfältig gekaut werden. Die Diätkost ist demnach kein Freibrief für Unmäßigkeit und Mangel an Vorsicht. Wer dem von der Natur uns anbefohlenen ersten Akt der Verdauung — das ruhige Kauen — zuwiderhandelt, wird nie die Erfolge sehen, die er hätte genießen können! Sowohl der Magen wie auch die Leber leisten nur zum geringen Teil die mechanische Arbeit der Zerstückelung und Zerkleinerung: ihre Aufgabe ist vielmehr eine ernährungs-physiologische. Durch das Hetztempo verleitet, versündigen wir uns allzu oft am »1. Akt«, indem wir ihn überspringen. Ein Heißschlinger und Schnellschlucker macht sich aber das Leben bitter und verkürzt es auch oft.

Viele Freuden sind im Alter demjenigen beschert, der zeitlebens verstanden hat, nicht nur mit der eigenen Leber »Frieden zu halten«, sondern auch die gesamten Eingeweide als eine funktionsverbundene Einheit, die ihre Gesetze hat, zu schonen und sich dadurch vor Krankheit zu bewahren.

III. Grundregeln für die Heilkost bei Leber- und Gallenleiden

1. Qualität geht vor Quantität.
2. Jede Mahlzeit sollte einen Überschuß an basisch wirkenden Nahrungsmitteln enthalten. Ist dies aus irgendeinem Grunde nicht möglich, so hat der Ausgleich bei der nächsten Mahlzeit oder spätestens tags darauf zu erfolgen. (Beruf, englische Arbeitszeit, Reisen, Gesellschaften, Festtage, Auswärtsessen.)
3. Obst und Salate müssen in der dem Falle angepaßten Form eingangs der Mahlzeit genossen werden. Im Winter ist richtig behandeltes Dörrobst dem tiefgekühlten Obst vorzuziehen. Obst muß in Zimmertemperatur genossen werden, weder zu kalt noch künstlich erwärmt, weil in letzterem Fall das so wertvolle Vitamin C verloren geht.
4. Von gesunden Tieren stammende Frischmilch verwenden, sonst mit Vorzug Joghurt oder uperisierte, kondensierte oder pasteurisierte Milch.
5. Das Brot muß aus vollwertigen Mehlen bereitet sein (je nach Krankheitsstadium, siehe Abschnitt über Brot, Seite 52)
6. Nur erstklassige Fettstoffe verwenden! Keine raffinierten oder gehärteten Öle und Fette, auch keine tierischen. Eine gänzlich fettfreie Nahrung ist für den chronisch Leber-Gallenkranken unangebracht. Im akuten Zustand muß das Fett streng gemieden werden, um das kranke Organg zu schonen. Pflanzenfette sind am zuträglichsten (siehe Abschnitt über Fette, Seite 58).
7. Konserven aller Arten sollte nur im Notfall gebraucht werden.

8. Schwarztee, gew. Bohnenkaffee, Schokolade enthalten belastende Reizstoffe, die der Leberkranke trotz scheinbarer Verträglichkeit meiden sollte.
9. 3—4 richtig zusammengesetzte Mahlzeiten sind zu empfehlen, jeweils nach Appetit, Verdauung und Nervosität des Patienten. Zusätzliche kleine Nahrungsaufnahmen nach Bedarf.
10. Das Kochsalz muß stark eingeschränkt werden zugunsten der aromatischen Gewürze und der richtig zusammengesetzten Diätsalze.

IV. Die Leber- und Gallenleiden

Leber- und Gallenleiden treten trotz fortschreitender wissenschaftlicher Forschung immer häufiger und intensiver auf. Überall, wo heute die übliche Volksernährung Geltung hat, findet man nach dem vierzigsten Lebensjahr bei Mann und Frau Anzeichen von Leber- und Gallenstörungen. Diese werden meist zu wenig beobachtet und erst bei stärkerem Übelbefinden denkt man daran, etwas dagegen zu tun. Würde schon bei den ersten Störungen eingegriffen, könnte man in der ersten Phase dieses Stoffwechselleidens rasch Abhilfe schaffen sowie Rückfälle verhüten!

Diese ersten Krankheitsanzeichen sind meist: Müdigkeit, Appetitlosigkeit, Zungenbelag, Mundgeruch, Vertopfung, Druck auf der Magengegend, allgemeine Lebensunlust, Empfindlichkeit gegen Klimawechsel. Von all diesen Symptomen ist der Druck auf der Magengegend besonders zu erwähnen. Er ist irreführend, weil der Patient fälschlicherweise annimmt, es handle sich um eine Magenverstimmung oder gar schon um ein Magenleiden, solange in der Gegend der Leber noch keinerlei Schmerzen oder Störungen festzustellen sind. So kommt es oft vor, daß ein beginnendes Leberleiden irrtümlicherweise lange Zeit als Magenkatarrh oder Magenschleimhautentzündung erfolglos behandelt wird.

Erst wenn das Augenweiß sich gelblich zu färben beginnt, wenn Verstopfung mit reichlichen Stuhlentleerungen abwechselt, wenn ein Druck in der Lebergegend bemerkbar wird, denkt man daran, daß an der Leber etwas nicht stimmen könnte. In diesem Stadium findet man aber oft schon Krankheitszeichen ernsterer Natur, die sich nicht mehr so rasch beheben lassen, denn solche Patienten können nur noch schlecht schwitzen, alle physikalische Therapie spricht schlecht an, verursacht Beschwerden, und diätetische Maßnahmen müssen weit strenger und länger durchgeführt werden, wenn eine gänzliche Heilung überhaupt noch in Frage kommt.

Viele Nebensymptome erschweren eine klare Diagnose und die Heilung. Im fortgeschrittenen Stadium eines Leberleidens versagen oft auch andere Organe, hauptsächlich die Niere. Der Urin wird konzentriert und spärlich, das Wasser wird im Körper zurückgehalten und verursacht Schwellungen von Bauch und Beinen. Die Darmtätigkeit ist gestört. Es treten die obenerwähnten Durchfälle auf, die abwechslungsweise durch Verstopfung unterbrochen werden.

Die meist auftretenden Krankheitsformen sind:

Gallensteinbildung
Gallenblasenentzündung
Gelbsucht
Leberentzündung und -schwellung
Leberschrumpfung
Leberkrebs

Gallensteinbildung

Gallensteine entstehen durch Stauung und Eindickung der Galle in der Gallenblase, meist als Folge von Verstopfung und einseitiger Eiweiß-Überernährung (Dr. *Glück).* Aber auch andere Gifte, herrührend von Mandelentzündungen *(Glück)* und Eiterzähnen *(Bircher-Benner)* können die Steinbildung fördern.

Der Schmerzanfall (Kolik) wird meistens durch grobe Diätfehler ausgelöst, in erster Linie durch schlechte Fette oder allzugroße Fettmengen. Ebenso gefährlich sind stark gesalzene oder falsch gewürzte Speisen. Auch der Mißbrauch von Alkohol kann einen Anfall auslösen. Es ist dringend angeraten, sofort ärztliche Hilfe in Anspruch zu nehmen, denn wenn ein Gallenstein durch die Kolik, welche die großen Schmerzen hervorruft, nicht aus der Gallenblase durch die Gallengänge ausgestoßen werden kann, wird der Zustand lebensgefährlich, und es muß sofort

Gesamtverzeichnis HUMATA VERLAG HAROLD S. BLUME

I Erziehung zur Selbstentfaltung (des Menschen in der Gesellschaft)

_____	Krishnamurti	Autorität und Erziehung (Die immer neue alte Frage)	20.—
_____	Krishnamurti	Schöpferische Freiheit (Privileg oder Weg für alle?)	24.—
_____	Krishnamurti	Frei sein! (Kann der Mensch sich aus seinen Bedingtheiten lösen?)	24.—
_____	Nikl. Müller	Eugenik als vorgeburtliche Erziehung des Kindes	12.—
_____	Nagel	Raja-Yoga-Meditation (Der edle Weg der Selbstentfaltung)	12.—
_____	Myriam Orr	Sie leben für den Frieden (Lebensbilder grosser Friedenskämpfer)	9.80
_____	Sundari	Weltreform durch Selbstreform (Philosophie des Essentialismus)	20.—
_____	Sundari	Das wahre Leben	18.—
_____	Sundari	Gedanken zur Meditation	9.80
_____	Sundari	Wacht auf ihr Lieben!	5.80
_____	Sundari	Ja, ich beschloss jung zu bleiben	5.80
_____	Sundari	Hobelspäne (Erziehungsroman für junge Leute)	18.—
_____	A. Waerland	Lebensanschauung und Persönlichkeit aus der Schau eines Biologen	20.—
_____	A. Waerland	Die Macht der Gedanken (Wie Gedanken zur Wirklichkeit werden)	12.—
_____	Perlen	1 Licht auf den Weg (Meditationen über Leben und Karma)	12.—
_____	der	2 Erwacht Ihr Kinder des Lichts (Meditationen zur Selbstentfaltung)	12.—
_____	Weisheit	3 Der Geist der Ungeborenen (Meditationen über den kommenden Menschen)	12.—
_____	in Schuber 1–3	(Licht auf den Weg/Erwacht/Geist der Ungeborenen)	zusammen 34.—

II Selbstverständnis – Welterkenntnis (Psychologie und Philosophie als Lebenshilfen)

_____	Jaeggi	Weltbild 2000 – Ein Wegweiser ins 3. Jahrtausend	28.—
_____	Krishnamurti	Ideal und Wirklichkeit (Gedanken zum Leben, Band 1)	34.—
_____	Krishnamurti	Konflikt und Klarheit (Gedanken zum Leben, Band 2)	34.—
_____	Krishnamurti	Verstand und Liebe (Gedanken zum Leben, Band 3)	34.—
_____	Krishnamurti	Revolution durch Meditation (Meditation als Weg zur Freiheit)	24.—
_____	Monnerjahn	Von Sinn und Vollendung des Lebens (Meditationen)	20.—
_____	G. J. Ouseley	Das Evangelium des vollkommenen Lebens (Aramäisches Urevangelium)	28.—
_____	P. Tournier	Leben – das grosse Abenteuer (Erfolg und Misserfolg im Menschenleben)	28.—
_____	P. Tournier	Mensch sein ohne Maske (Vom falschen Ich zum wahren Selbst)	28.—
_____	P. Tournier	Geborgenheit – Sehnsucht des Menschen	28.—
_____	P. Tournier	Echte und falsche Schuldgefühle	28.—
_____	P. Tournier	Erfülltes Alter (Älter werden will gelernt sein)	28.—
_____	P. Tournier	Bibel und Medizin (Heilung und Heil aus biblischer Schau)	28.—
_____	P. Tournier	Sich durchsetzen oder nachgeben? (Die Frage, die sich jedem täglich stellt) + Jeder hütet sein Geheimnis (Wege vom Ich zum Du) (1 Band)	18.—
_____	P. Tournier	Mehr Verständnis in Ehe und Partnerschaft + Geschenke und ihr Sinn (1 Band)	12.—
_____	Trittenbass	Mein Gott, wo hast du nur deinen Himmel?	20.—
_____	A. Waerland	Die grosse Lebensharmonie (Mensch/Welt/Universum als Einheit)	20.—

III Gesunde Nahrung – Gesundes Leben (Angewandte Biologie)

_____	Ragnar Berg	Vollwerternährung für Mutter und Kind	18.—
_____	O.K. Heyer	Gesunde Ernährung in Theorie und Praxis (Mit vielen Rezepten)	20.—
_____	A. Hüni	Gesund druch bewusste Ernährung (1000 Rezepte und Anweisungen)	20.—
_____	F. Mangold	Die Küche der Neuzeit (Gesunde Alltagskost und Krankendiäten)	20.—
_____	Matthiesen	Soja? So ja! (Grosses illustriertes Soja-Kochbuch; Soja – die vollkommene Eiweissquelle)	20.—
_____	A. Schoch	Das ABC des Bio-Hobbygärtners (farbig illustriert)	9.80

● Verwenden Sie es zur Bestellung bei Ihrem Buchhändler ▶

_____	Sonderegger	Vom natürlichen Kleid und seinen Freunden (Ist Nacktheit unmoralisch?)	9.80
_____	A. Waerland	Der Weg zu einer neuen Menschheit (Gesamtschau der Gesundheitsfrage)	34.—
_____	A. Waerland	Das Handbuch der Gesundheit (Die biologischen Grundlagen der Gesundheit)	18.—
_____	A. Waerland	Das Waerland-Lebensführungssystem in einer Nussschale	12.—
_____	A. Waerland	Der Schlüssel zur Gesundheit liegt im Darm	9.80
_____	A. Waerland	Übersäuerung als Grundursache der Krankheiten	9.80
_____	E. Waerland	Fest- und Alltags-Rezepte (Grundrezepte der Vollwerternährung)	12.—

IV **Gesund werden – Gesund bleiben** (Ganzheitsmedizin als Vorsorge und Therapie)

_____	Bircher-Rey	Heilkost bei Leber-Galle-Leiden	12.—
_____	W. Geisler	So heilt Bio-Therapie (Herz-, Zucker-, Augen-, Magen-, Darmleiden)	20.—
_____	Joh. Kuhl	Schach dem Krebs (Verhütung und Heilung von Krebserkrankungen)	18.—
_____	Joh. Kuhl	Dichtung und Wahrheit in der Krebsfrage (alle Krebsbehandlungsmethoden durchleuchtet)	18.—
_____	Joh. Kuhl	Milchsaurer Getreideschrot als biologischer Strahlenschutz	9.80
_____	W. Ludwig	Winke für Gesundheit und Entwicklung (Ganzheitsmedizin)	20.—
_____	A. Waerland	Gesund werden – gesund bleiben	9.80
_____	A. Waerland	Befreiung aus dem Hexenkessel der Krankheiten	28.—
_____	A. Waerland	Die neue Kältetherapie (zur Heilung der Erkältungskrankheiten)	12.—
_____	A. Waerland	Nie mehr Rheuma (Heilung rheumatischer Leiden von der Ursache her)	12.—
_____	E. Waerland	So heilt Waerlandkost (100 Heilungsberichte und alle Heilrezepte)	20.—
_____	E. Waerland	Die Waerland-Therapie und ihre Erfolge (bei allen chronischen Krankheiten)	28.—

V **Atem ist Leben und Gesundheit**

_____	Glaser	Sinnvolles Atmen (Atempflege und Atemtherapie)	20.—
_____	O.Z. Hanish	Die Macht des Atems (Der magische Schlüssel zur Selbstentwicklung)	18.—
_____	J.L. Schmitt	Atemheilkunst (Das Standard-Lehrwerk der Atemwissenschaft, 600 Illustrationen)	118.—
_____	Sivananda	Yoga-Praxis für den Westen (Lehrbuch zum Selbstunterricht, illustriert)	18.—
_____	Sivananda	Das Sonnengebet (Yoga-Übungsreihe und Meditationen zur Selbstentfaltung)	18.—
_____	Klara Wolf	Integrale Atemschulung (Das grosse Lehrwerk mit über 350 Illustrationen)	54.—

VI **Französische Titel EDITIONS FRANÇAISES**

_____	J. Kuhl	Echec au cancer (prophylaxie et traitement diététique)	18.—
_____	J. Kuhl	La bouillie idéale entre toutes (le musli lacto-fermenté)	9.80
_____	F. Mangold	EPICURE, Livre de Cuisine Française Végétarienne	20.—
_____	Sundari	La philosophie des temps nouveaux	20.—
_____	Sundari	Vers l'Essentialisme (la vraie révolution)	20.—
_____	Sundari	Existentialisme ou Essentialisme?	20.—
_____	Sundari	La faillite des mots	20.—
_____	Sundari	à crier sur les toits (Refais toi toi-même et le monde changera)	20.—
_____	Sundari	La communion des malsains (roman de vie)	20.—
_____	Sundari	J'ai décidé de rester jeune	5.80
_____	Sundari	Magda – ou la fin du règne de la bête (roman de vie)	20.—
_____	Wearland	Santé pour tous (La santé est votre droit de naissance)	9.80

Alle Preise Fr. = DM (einschließlich MWSt.) – Preisänderungen vorbehalten

Bitte frankieren
oder abgeben

An die Firma

PLZ/Ort:

Land:

Alle HUMATA-Bücher sofort durch:

DEUTSCHLAND
HUMATA-Auslieferung SCHWABE
61286 Bad Homburg (Postfach 1645)
Tel. 06172/21175 · Fax 06172/21544

ÖSTERREICH
HUMATA-Auslieferung
5020 Salzburg, Bergstraße 16
Tel. 0662/873567

SCHWEIZ UND ALLE ANDEREN LÄNDER
HUMATA-Auslieferung
CH-3000 Bern 6
Tel. 031/3524600 · Fax 031/3516255

Ich bestelle die umstehend/nebenstehend notierten Humata-Titel zur schnellstmöglichen Lieferung

Name ____________________

Vorname ____________________

Strasse ____________________ Nr. ______

PLZ/Ort ____________________

Land ____________________

Datum ____________________ Unterschrift ____________________

(Geben/Senden Sie diese Bestellung Ihrem Fachhändler oder einer HUMATA-Auslieferung)

● **Aufklärungsschriften** (Einzelbezug nur gegen Voreinsendung in Briefmarken und adressiertes und frankiertes Kuvert; zum Wiederverkauf: Mindestbezug 10 Stück je Titel)

_____	Bircher-Rey	Wie ernähre ich mich richtig im Säuren-Basen-Gleichgewicht?	2.80
_____	A. Waerland	Die Bedeutung des Wassertrinkens	1.80
_____	A. Waerland	Die Fünfkorn-Kruska-Kraftkost als ideale Vollwert-Basisnahrung	1.80
_____	A. Waerland	Warum ich weder Fleisch noch Fisch und Ei esse	1.80

operiert werden. Meist aber ist der Patient gewarnt durch kleinere Schmerzanfälle und Krisen, und wenn bei rechtzeitiger Behandlung durch einen biologisch eingestellten Arzt frühzeitig auch die Ernährung berichtigt wird, läßt sich eine Operation oft verhindern.

Gallenblasenentzündung

Die Gallenblasenentzündung ist eine Folge verschiedener Ursachen, deren häufigste aber folgende ist: Bei starker Steinbildung kommt es langsam zu einer Überfüllung der Gallenblase, und durch die ständige Reizung der Steine an der Gallenblasenwand entsteht eine Entzündung. Kommt dann noch chronischer Vitamin-C-Mangel durch eine Fehlernährung dazu, nimmt die Entzündung solche Formen an, daß chirurgisch eingegriffen werden muß, wo man meist die ganze Gallenblase samt den Steinen entfernt. Dies ist sowieso der Fall, wenn der Gallenblaseninhalt vereitert ist. Es treten Fieber und Schüttelfröste auf. Wenn es dann gar zum Durchbruch der vereiterten Gallenblase in die Bauchhöhle kommt, besteht Lebensgefahr. Hier darf mit der Operation nicht gezögert werden.

Durch *Ernährungsänderung* erreicht man aber in *chronischen* Fällen von Gallenblasenentzündung und Steinbildung eine Heilung der ersteren, ferner eine Verhütung erneuter Steinbildung, oft sogar eine Rückbildung derselben (Auflösung) und leichteres Abgehen von kleineren Steinen und sogenanntem Gallengrieß.

Die Gelbsucht

Wenn ein Gallenstein den Abfluß der Galle nach dem Zwölffingerdarm versperrt, tritt die Galle ins Blut, und es entsteht eine Gelbsucht. Diese ist ersichtlich aus der gelblichen Verfärbung des Augenweißes und oft auch von einzelnen Hautpartien. Nicht nur die Verstopfung der Gallenwege wegen Diätfehlern erzeugt Gelbsucht, sondern sehr oft auch psychische Momente, welche zu einer akuten Verkrampfung der Gallenblase führen. Bekannt sind besonders Zorn und Ekel. Diese Gefühlsregungen erzeugen solch starke Verkrampfung der Gallenblase, daß die Galle, die in den Zwölffingerdarm abfließen sollte, dort keinen Einlaß findet. Sie fließt zurück zur Leber und hat als einzigen Ausweg die Lymphgefäße, durch welche sie ins Blut gelangt und die Gelbsucht erzeugt.

Man hört auch oft, die Gelbsucht entstehe durch Zwölffingerdarmentzündung mit Anschwellen der Schleimhäute, so daß die Galle sich staut und wie oben beschrieben ins Blut gelangt. Die Ursache ist hier meistens ein verschleppter Magenkatarrh. Bei diesen Fällen kann man aber sehr oft feststellen, daß die Darmentzündung bzw. der Magenkatarrh bereits eine Folge sind von einer Fehlfunktion der Leber, die durch falsche Diät behindert ist, die Gallenflüssigkeit richtig zusammenzusetzen. Die gleiche Beobachtung macht man auch oft bei der sogenannten chronischen Magenschleimhautentzündung.

Die katarrhalische Gelbsucht befällt mit Vorliebe Jugendliche (Dr. Glück). Diese leiden meist an starkem Jucken, Nasenbluten, schlechtem Mundgeruch und gelblicher Verfärbung des Augenweißes; hellgraues Aussehen des Stuhlganges. Die Erkrankung ist oft von längerer Dauer, bis zur gänzlichen Heilung dauert es meistens drei bis vier Wochen. Eine strenge Diät mit Fett- und Eiweißeinschränkung ist unerläßlich. Trotzdem ist heute noch der Eiweißverbrauch in Spitälern und Heilstätten viel zu groß (Glück). Näheres siehe im Abschnitt über die Überwertung des Eiweißes (Seite 22).

Leberentzündung und -schwellung

Wenn durch Schmerzen der Zustand unerträglich geworden ist, und der Patient leider viel zu spät sich in ärztliche Behandlung begeben hat, erschrickt er vor der Diagnose: Leberentzündung oder -schwellung. Er hat auch alle Ursache dazu. Die oben beschriebenen Gallenleiden entsprechen einer Funktionsstörung der Leber. Wenn wir es aber mit Leberschwellung und -entzündung zu tun haben, zeigt das bereits eine direkte, krankhafte Veränderung des Organs. Ich möchte dies an folgendem Beispiel klarmachen:

Vergleichen wir die Leber mit ihren mannigfaltigen Funktionen mit einer kleinen Fabrik. Wir spazieren an dieser Fabrik vorbei; sie bietet uns einen freundlichen Anblick. Ein gepflegter Vorgarten führt zu dem sauber gestrichenen Gebäude, Blumen sind an den Fenstern, Beleuchtungsanlagen und Reklameschilder machen einen guten Eindruck. Wir denken uns: »Welch hübsche, kleine Fabrik!« Ihr Äußeres aber kann uns keinerweise Auskunft geben über den Zustand des Betriebes. Wir sehen ihr nicht an, ob sie leistungsfähig ist, ob sie ihre Verpflichtungen einhalten kann, ob sie kreditwürdig ist, oder ob sie nicht kurz vor dem Konkurs steht. Das gleiche gilt für unsere Leber, wenn sie nur nach ihrer Beschaffenheit durch Untersuchungen von außen auf Schwellung, Reizung und Druckempfindlichkeit untersucht wird.

Gehen wir aber an einer solchen Fabrik vorbei und sehen zerbrochene Fensterscheiben, einen geplatzten Kamin, zerbröckelte Mauern, vernachläßigten Garten, verrostete Aufschriften, so denken wir uns gleich: »Mit dieser Fabrik ist sicher nicht viel los, und ihre Erzeugnisse werden nicht viel wert sein!«

So ist es auch bei der Leber: Wenn wir schon an der Leber selbst krankhafte Veränderungen konstatieren können, ist dies die Folge von jahrelanger Mißwirtschaft, die schließlich zum Zerfall des »Gebäudes« führt. Es ist also höchste Zeit, dafür zu sorgen, daß in dieser Fabrik wieder normale Arbeitsverhältnisse herrschen, um das Gebäude, soweit es überhaupt noch möglich ist, zu flicken und zu erhalten.

Leberschrumpfung

Die Leberschrumpfung kommt erst in fortgeschrittenem Alter vor und interessanterweise viel häufiger bei Männern als bei Frauen. Wenn die Leber ständig mit Giften überschwemmt wird, so daß sie ihre Arbeit mit der Zeit nicht mehr erfüllen kann, tritt zuerst die oben beschriebene Leberschwellung auf, die meist entzündlicher Natur ist. Wird diese Schwellung nicht durch Änderung der Ernährung und Vermeidung weiterer Giftzufuhren zum Verschwinden gebracht, so gehen durch den Entzündungsprozeß die Leberzellen und -gewebe langsam ein. Der Arzt diagnostiziert: Leberschrumpfung (Cirrhose).

Die Ursachen, die die Leberschrumpfung erzeugen, sind außer jahrelanger Fehlernährung in erster Linie: übermäßiger Genuß von Alkohol, Gebrauch von starken Schlafmitteln und auch Eiweißvergiftungen infolge Genusses von verdorbenem Fleisch und Fisch.

Wenn es schon zur Leberschrumpfung kommt, sind meistens auch andere Organe und Funktionen erkrankt bzw. gestört. Als Begleiterscheinungen zur Leberschrumpfung zeigen sich oft: Rheuma, Gicht, Nierenerkrankungen, Zuckerkrankheit, Arterienverkalkung – alles Stoffwechselleiden, die hauptsächlich einer Fehlernährung entspringen. In fast allen Fällen entsteht durch diese Fehlernährung ein großer Säureüberschuß durch einseitige Fleisch-, Fisch-, Eier-, Käse- und Weißmehlkost, bei Mangel an basen- und vitaminreicher Obst- und Gemüsekost (siehe Abschnitt über das Säure-Basen-Gleichgewicht, Seite 73). Es ist selten möglich, eine Leberschrumpfung in fortgeschrittenem Alter völlig zu heilen; durch Ernährungsänderung nach Bircher-Benner bringt man sie aber zum Stillstand und zur Beschwerdefreiheit. Eine Regeneration der Leberzellen ist bei Erkrankung im früheren Alter schon oft beobachtet worden.

Leberkrebs

Weil der Leberkrebs nicht operativ behandelt werden kann, ist die Furcht davor natürlich groß. Er tritt erst im höheren Alter auf, oft begleitet von Magen- und Darmkrebs. Vorbeugende Ernährungsänderung und physikalische Behandlung — nebst vernünftiger Lebensweise im allgemeinen — sind dem durch konstitutionelle Anlage anfälligen Patienten der sicherste Schutz.

Man hat heute erkannt, daß Krebs keine sogenannte Erbkrankheit und auch keine Infektionskrankheit ist. Seine Ursache liegt in allgemeiner Degeneration und speziell solcher des Blutes. Der Krebs entsteht durch Zerstörung der normalen Zellatmung. Auf Weiteres darüber kann hier nicht eingegangen werden, — dennoch ist es wichtig zu wissen, daß eine der schlechtesten Vorbedingungen die Übersäuerung des Blutes ist, weshalb Krebsgefährdete, wie alle andern Stoffwechselkranken, in erster Linie sich auf eine basenüberschüssige Kost umstellen müssen.

V. Ursachen der Leber- und Gallenleiden

Die Hauptursachen heißen: Genußsucht, Macht der Gewohnheit, ungesunde Lebensweise, falsche Erziehung. All diese Momente lassen den Menschen Nahrungsunsitten verteidigen, die dem Organismus schweren Schaden zufügen.

Oft hört man: »Schon meine Großeltern haben so gegessen wie wir, und was für sie richtig war, wird auch für uns bekömmlich sein!«

Dieses Argument steht aber auf schwachen Füßen. Unsere Vorväter haben sich weit einfacher und vollwertiger ernährt als wir. Verfälschte, aus dem natürlichen Gleichgewicht gebrachte Produkte, wie sie die Nahrungsmittelindustrie in anfänglicher Unkenntnis fabrizierte und leider immer noch herstellt, waren ihnen unbekannt.

Schwarzbrot oder Ruchbrot, oft selbstgebacken, stand an Stelle des versäuernden Weißbrotes. Konserven kannte man kaum. Das nährwertschonende Verfahren des Dörrens war viel üblicher als heute. Kartoffeln und Gemüse, Grütze und Breie aus Bruchweizen, Hirse, Weizen, Hafer und Roggen waren die Grundlage unserer Volksernährung. Fleisch war eine Sonntags- und Festspeise.

In begüterten Kreisen, wo infolge falscher Überlegungen der damals in den Kinderschuhen steckenden Ernährungswissenschaft Fleisch, Fisch, Geflügel und auch Käse die gesunde Grundkost immer mehr verdrängten, erschienen denn auch viel früher als beim einfachen Volke die Vorboten all der oben erwähnten Leiden.

Heute beträgt der Fleischkonsum, wie statistisch erwiesen ist, das Vierfache desjenigen vor hundert Jahren.

Die Überwertung des Eiweißes

Der erste, der den Irrtum der wissenschaftlichen Forschung vom Ende des letzten Jahrhunderts aufzeigte, war Dr. *Bircher-Benner.*

Liebig und *Voit,* die beiden ersten und bekanntesten deutschen Forscher auf dem Gebiete des Eiweißes, hatten als Forderung für die menschliche Ernährung ein tägliches Minimum von 120—150 g Eiweiß aufgestellt. Als große Menschenschichten sich nach dieser Theorie eine Zeitlang ernährt hatten, begannen unerklärliche Schäden aufzutauchen. *Dr. Bircher-Benner,* welcher die Zusammenhänge mit der veränderten Ernährungsweise ahnte, machte nun seinerseits Ernährungsversuche und kam zum Resultat, daß das Eiweiß hauptsächlich als Baustoff der Zellen anzusehen sei, daß es aber nur ein zweifelhafter Energiespender ist. Er war der erste, der von den verschiedenen Qualitäten des Eiweißes sprach, und bald war es ihm gelungen zu beweisen, daß bei qualitativ hochwertigem Eiweiß 30—60 g täglich vollkommen genügen. Die wissenschaftlichen Forschungen von *Jaffa, Benedikt, Fisher, Hindhede, Röse* und *Hubner* unterstützten diese Erkenntnis vollauf.

Bei falsch zusammengesetzter Nahrung wird außer der Leber auch die Niere durch allzureiche Eiweißspeisen überlastet und geschädigt. Die Leber setzt den Harnstoff zusammen, der später von den Nieren ausgeschieden wird. Bei allzu eiweißreicher Nahrung wirken sich die Purinstoffe auf die Zusammensetzung und Absonderung der Galle sehr nachteilig aus. Es kommt zur oben beschriebenen Eindickung der Galle, später zur Gallensteinbildung.

Die Überwertung des tierischen Eiweißes führte zwangsläufig zu einem Vitamin- und Mineralsalzmangel. Die Vitamine entstehen in Pflanzen durch das Sonnenlicht, welches hauptsächlich im Blattgrün aufgespeichert wird (Bircher-Benner).

Diese Sonnenenergien beziehen Mensch und Tier aus der Pflanzenkost. Früchte, Salate, Gemüse, Getreide und Milchprodukte von gesunden Tieren sind die besten Vitaminquellen. Wohl liefert das Fleisch ebenfalls Vitamine, aber der Umweg über das Tier ist enorm teuer und die Zusammensetzung des

Fleisches ist alles andere als ideal für die menschliche Ernährung.

Im Zeichen der Bevölkerungsexplosion mit drohendem Welthunger ist von höchster Bedeutung, daß auf derselben Anbaufläche das Hunderfache und mehr an *Pflanzen*eiweiß gewonnen werden kann als beim Umweg über die *Tierfleisch*erzeugung.

Wo aus irgendeinem Grunde erhöhte Eiweißzufuhr verordnet ist, kann diese ohne weiteres durch neuzeitliche Produkte, speziell aus Nüssen und Soja zugeführt werden.

Der Vitaminmangel

Bei allgemeinem Vitaminmangel erkranken in erster Linie alle feinen Organe, vor allem die Drüsen: Bauchspeicheldrüse, Leber, Speicheldrüsen, die Drüsen der Schleimhäute von Magen und Darm, auch die lebenswichtigen Drüsen der inneren Versorgung (Sekretion).

Es darf ohne weiteres gesagt werden, daß in den letzten zwanzig Jahren der Obst- und Gemüsekonsum gehörig gestiegen ist, deshalb muß man sich fragen, woher denn immer noch Vitaminmangel herrscht, der mitverantwortlich ist für so viele Stoffwechselstörungen.

Vitaminmangel entsteht infolge mangelnder Zufuhr, aber auch durch das Unvermögen des Organismus, Vitamine aufzunehmen und ferner noch durch einen zu großen Verbrauch von Vitaminen, wo der normale tägliche Bedarf weit überschritten wird.

Zur *Zufuhr* ist zu sagen, daß die Hausfau wohl auf dem Markt genügend vitaminreiche Nahrung kauft, aber oft kommen diese Vitamine nicht mehr auf den Tisch. Schuld daran sind zum Beispiel zu langes Lagern. Die dadurch entstehende Fäulnis zerstört die Vitamine weitgehend. Durch falsches Kochen von Kartoffeln und Gemüsen, z. B. Abkochen in Salzwasser, werden nicht nur die Vitamine zerstört, sondern gehen auch wichtige Mineralsalze, wie Kalzium, Kalium, Magnesium, Natrium, Eisen u. a. m., infolge Wegschüttens des Brühwassers verloren. Das Dünsten im eigenen Saft (Spezial-Topf) erhält die Vitamine.

Das Unvermögen des Organismus, Vitamine aufzunehmen, hängt mit der allgemeinen *»Nahrungsunordnung«* zusammen.

Bei einseitigem Konsum von Weißmehlprodukten (Weißbrot und Teigwaren) fehlen dem Organismus die in Keimling, Samenhäutchen und Kleie vorhandenen Ergänzungsstoffe, wie Vitamine, Mineralsalze, Lipoide, Phosphatide, und besonders wichtige Eiweißstoffe (Aminosäuren). Eine solch entmineralisierte Nahrung ist verhängnisvoll. Der Mensch sucht instinktmäßig einen Ausgleich und glaubt, ihn gefunden zu haben durch künstliche Wiederbelebung der fadgewordenen Speisen mit Kochsalz. Der Mineralsalzhunger der Gewebe aber wird durch Kochsalz nur scheinbar befriedigt, denn Kochsalz, so wichtig wie es ist, kann bei Mißbrauch sich sehr nachteilig für den gesamten Stoffwechsel auswirken. Anormal großer Verbrauch von Vitaminen, speziell Vitamin C, entsteht bei Herdinfektionen, ungünstigem Beruf und Klima und allgemein schlechten Lebensbedingungen.

Kostfehler

Die Ernährungsfehler sind deshalb so schwer zu beseitigen, weil die einzelnen Faktoren wie Zahnräder ineinandergreifen. Beispiel:

Ein Braten mit Pommes frites steht auf der Speiseliste. Der Braten ist eiweiß-, die Pommes frites sind fettreich. Beides verlangt reichliches Salzen, ansonst die fetten Kartoffeln einem widerstehen würden. Zusammen erzeugt dies ganz erheblichen Durst. Man trinkt dann gerne ein Glas Rotwein dazu: — es *»zerreißt«* die zu üppige Speise. Nun folgt aber eine Erschlaffung wegen der Verdauungsarbeit und der Wirkung des Weines. Da man frisch sein will und muß, bestellt man sich schwarzen Kaffee. Dazu wird geraucht. Nun ist man übersättigt, vom Kaffee aufgeschwemmt und verspürt einen Magendruck. Was hilft da besser als ein Schnäpschen? Bei gesundem Organismus mag dieser Raubbau jahrelang andauern, doch es kommt der Tag, wo auch die beste Konstitution dem ständig Sündigen wider die Naturgesetze nicht mehr standhalten kann und dieser langsam, aber sicher, erkrankt.

Wohl dem, der beizeiten Einsicht hat und seine Ernährungssitten ändert!

Wehe dem, der der Genußsucht verfallen bleibt, den Weg nicht mehr findet und langsam einem schwer zu ertragenden Siechtum erliegt!

VI. Wann und was muß der Patient essen?

Bei einer akuten Erkrankung sollte die Nahrungsaufnahme für kurze Zeit wegfallen oder stark eingeschränkt werden. Bei einem chronisch gewordenen Leiden aber muß der Organismus ernährt werden, ganz gleichgültig, welches Organ erkrankt ist. Selbst der durch Unfall Verletzte oder seelisch Erkrankte ist diesem Gesetz unterworfen.

Die Krankennahrung hat folgende Aufgabe:

Der Organismus muß bei minimalster Belastung ein Maximum an Nährstoffen erhalten. Maximal ernähren heißt aber nicht, durch große Mengen eine scheinbare Sättigung herbeiführen und dabei das kranke Organ schonen, sondern mit kleinen aber hochwertigen Quantitäten den Organismus nähren und ihm zugleich zur Heilung verhelfen.

Um es mit den Worten von Dr. *Bircher-Benner* selbst zu sagen:

Wir müssen die Ernährung umstellen von der *veralteten Schonkost* auf die *neuzeitliche Heilkost.*

Wie bewerkstelligt man nun aber diese Umstellung?

Der Mangel an Kenntnis hierüber hat schon zu vielen Mißerfolgen bei sogenannten Diätbehandlungen geführt. Wohl ist im allgemeinen bekannt geworden, daß in *rohem* Obst und Gemüse Heilkräfte von ungeahnter Wirkung schlummern, aber wie man diese Rohnahrung gerade Leber- und Gallenpatienten verabreichen muß, weiß man auch heute erst an ganz wenigen Orten. Selbst in den Krankenanstalten wird diese wunderbare Heil- und Hilfskraft noch sehr vernachlässigt, — trotz besserem Wissen! Der Grund dafür ist die Unfähigkeit, aus Mangel an küchentechnischen Kenntnissen, die Bircher'sche Rohnahrung praktisch durchzuführen.

Diese Rohnahrung oder Rohkost muß für Leber- und Gallenleidende ganz besonders sorgfältig zubereitet werden. Die Wahl der Obst- und Gemüsesorten passe man individuell dem einzelnen Falle an, ebenso die Form der Verabreichung: Saft, Brei, gehackt, gerieben oder unzerkleinert.

Wird nicht darauf geachtet, so hat man Fehlresultate: Der Kranke bekommt statt einer Besserung vermehrte Beschwerden, die Kost schmeckt ihm nicht, er hat Hunger- oder Druckgefühle, er bekommt Blähungen, Aufstoßen, Durchfälle oder vermehrte Verstopfung, Schmerzen in der Lebergegend. Nach kurzem Versuch wendet man sich sodann von dieser »Diät« ab, um eine andere Heilweise zu versuchen. Wird die Rohkost richtig verabfolgt, vergesse man aber nicht: der Effekt (die Verträglichkeit) einer Speise darf nicht danach beurteilt werden, ob ihm diese kurz nach der Mahlzeit oder im Laufe von 24 Stunden Beschwerden macht oder nicht. Die Stoffwechselvorgänge sind sehr kompliziert und zeitlich nicht so kurz begrenzt. Ernährungsfehler können sich viele Tage später auswirken, sogar nach Wochen und Monaten, z. B. durch Auftreten von Hautausschlägen, Verstopfung, Migränen u. a. m. Es ist dann schwer herauszufinden, welches Nahrungsmittel oder welche Nahrungsmittelkombination die Störung verursacht hatte.

Um eine Diät, gleich welcher Art, zu beurteilen, muß man zuerst mehrere Tage abwarten. Jede Diätumstellung sollte erfolgen unter der Aufsicht eines ernährungskundigen Arztes oder Diätetikers, der beim Auftreten von unliebsamen Begleiterscheinungen die nötigen Änderungen im Diätplan vorzunehmen vermag.

Der gute Arzt behandelt nicht ein *Leber- oder Gallenleiden,* sondern er behandelt *Menschen,* die alle voneinander verschieden sind, und deshalb, trotz gleicher Organerkrankung, nicht unbedingt gleich reagieren.

Es existieren schon unzählige Schriften mit Diätvorschriften und Rezepten, auch Diätkochbücher und Diätpläne, die sich oft über Wochen und Monate erstrecken; — sie alle versagen meist, weil man beim Kranken noch weniger als beim Gesunden verallgemeinern darf.

Es gibt keine zwei ganz gleichen Fälle von Leberleiden oder Gallenstörung, nicht einmal zwei gleiche Fälle von Verstopfung. Selbst wenn die Diagnose scheinbar ein und dieselbe ist, sehen wir, daß solche Fälle ganz verschieden auf Ernährungsbehandlung reagieren können. In allen Fällen, so sehr sie sich also auch gleichen mögen, wird man Unterschiede finden, auf die bei der Kostzusammenstellung Rücksicht genommen werden muß.

Nehmen wir als Beispiel die vielverbreitete allgemeine »Leberschwäche«. Hier müssen wir nun unterscheiden zwischen einem Frisch-Erkrankten und einem alten chronischen Fall, zwischen jungen und alten Patienten, zwischen Frauen und Männern, zwischen dick und mager, zwischen hohem und niedrigem Blutdruck. Wir müssen darauf achten, ob der Kranke eher zu Verstopfung oder zu Durchfällen neigt, ob seelische Einflüsse eine Rolle spielen können, ob er eine sogenannte Herdinfektion hat, ob ein Nierenleiden oder eine andere Organerkrankung zu finden ist. Auch spielt es eine Rolle, ob die Schmerzen rasch nach den Mahlzeiten oder später auftreten, ob sie tags oder nachts öfters oder heftiger sind. All dies und noch mehr muß berücksichtigt werden. Ist uns dies klar, so sehen wir auch ohne weiteres ein, daß uns mit einem »Speisezettel-Schema für Leber- und Gallenkranke« nicht gedient ist.

Zu all diesen körperlichen Verschiedenheiten kommen dann noch hinzu: die jeweils anders gelagerten Berufe und die finanzielle Lage der Patienten, die unterschiedlichen klimatischen Bedingungen, Familienverhältnisse und Charakteranlage — — — wie sollte man da mit einem Schema all diese Gegebenheiten erfassen!

Diese Schrift sei deshalb nur als Hilfsmittel betrachtet, mit dem jeder Kranke die ihm bekömmlichste Form einer individuellen Diät mit Hilfe von Arzt und Diätetiker herausfinden kann.

Der Geschmack als natürlicher Regulator

Es ist interessant zu wissen, daß, wenn die Galle durch eine Störung der Leberfunktion falsch zusammengesetzt ist, sie nicht mehr in der Lage ist, die Fette einwandfrei zu verdauen. Instinktmäßig sucht der Patient nun Nahrung, die viel Bitterstoffe enthält. Diese Stoffe helfen das Fett verdauen, wo die Galle versagt. Das Verlangen nach Bitterstoffen ermöglicht es oft, eine unsichere Diagnose auf Leber-Gallenstörung zu erhärten. Diese Patienten zeigen eine Vorliebe für: Grapefruit, Chicoréesalat und -gemüse, Löwenzahn, Nüsselersalat und alle andern etwas bitterlich schmeckenden Früchte und Gemüse. Diese haben aber die doppelte Wirkung, wenn sie *roh* genossen werden. Auch organische Säuren, wie die Milchsäure und beim Einmachen von Gemüsen entstehende Säuren, helfen mit, die Fettverdauung zu fördern; deshalb erzielt man ebenfalls gute Resultate mit biologisch gezogenem Sauerkraut und den neuen milchsauren Gemüsesäften (»Biotta«) und mit viel Joghurt-Speisen.

Es sei hier ausdrücklich betont, daß nicht nur bei Leber-Gallenpatienten, sondern bei allen Krankheiten die Regel aufgestellt werden muß, daß dem Patienten keine Nahrung verabreicht werden darf, die er nicht gerne hat oder die ihm widersteht. Eine Nahrung, die mit Widerwillen zu sich genommen wird, kann nicht gut tun und niemals Heilung bringen. Es ist unbedingt nötig, bei der Diätzusammenstellung sich vom Geschmacksinstikt des Patienten leiten zu lassen.

Die Diät als Gewichtsregulator

Wenn wir für Leber-Gallenkranke die ihnen angepaßte Ernährung zusammenstellen müssen, hat man Rücksicht darauf zu nehmen, ob es sich um korpulente oder magere Patienten handelt. Allerdings ist es nicht mehr die gleiche Art Rücksicht, die man bei der altmodischen Leberschondiät in Anwendung brachte.

Dem Dicken empfahl man früher Fasten oder zum mindesten weitgehende Einschränkung von Nahrung.

Den Mageren aber hielt man an, möglichst oft und viel von den ihm erlaubten Nahrungsmitteln zu essen.

Diese Ansicht ist heute überholt, denn man hat eingesehen, daß bei den Mageren viel öfter Appetitmangel als beim Dicken besteht. Deshalb soll der Magere genügend lange Pausen zwischen seinen Mahlzeiten einschalten. Langjährige Erfahrung hat gezeigt, daß aufgezwungenes Essen niemals »anschlägt«, hingegen eine richtige Korrektur der Ernährungsgewohnheiten von »oft und viel« auf »regelmäßig und hochwertig« den gewünschten Erfolg bringt.

Dr. Bircher-Benner machte anfangs der 20er Jahre in seinem Sanatorium ein interessantes Experiment. Eine ca. 50jährige, 150 kg schwere Patientin, die sich nie mehr richtig sattzuessen getraute, wurde mit einem äußerst mageren, hochgewachsenen Studenten von 66 kg, der stets hungrig war, an denselben Tisch gesetzt. Beide erhielten genau dieselbe Nahrung, auch mengenmäßig. Sie waren ständig unter Kontrolle der Krankenschwester und hatten keine Möglichkeit, andere Nahrung zu sich zu nehmen. Sie wurden mit der bekannten Rohkost oder Heilkost nach Dr. Bircher-Benner ernährt, ohne jegliche Zusätze von Brot oder gekochter Nahrung.

Der junge Mann äußerte sich zuerst: »Mit diesem kleinen Portiönchen soll ich satt werden? Das Zehnfache könnte ich essen! Nach zwei bis drei Tagen bin ich verhungert!«

Die Dame hingegen protestierte: »Wenn ich solche Mengen essen muß, werde ich bestimmt wieder zunehmen. Ich muß jede Woche zwei bis drei Tage vollfasten!«

Und das Resultat nach einem Monat? Die Dame hatte 14 kg abgenommen, in erster Linie durch eine Entwässerung ihrer Gewebe. Der Student aber bei der genau gleichen Ernährung hatte eine Gewichtszunahme von 4,5 kg!

Daraus läßt sich also der Schluß ziehen, daß richtig kombinierte Nahrung das Körpergewicht reguliert, das will sagen, zu seiner konstitutionellen Norm zurückführt. Deshalb sollte die Diät grundsätzlich dieselbe sein, ob für Dick oder Dünn. Die Heilnahrung reguliert auch den Appetit. Der ewig Hungrige wird mäßiger, der Appetitlose bekommt Lust zum Essen.

Einflüsse der Witterung auf den Leber-Gallepatienten

Viel zu wenig bekannt ist dem Leber-Gallenkranken, welch großer Einfluß das Wetter, speziell Witterungsumschläge, auf das

Befinden von Leber-Gallenkranken hat, hauptsächlich in bezug auf die Verträglichkeit seiner Nahrung. Wie oft wunderten sich Patienten schon, daß sie die gleiche Kostkombination einmal gut ertragen, während sie das andere Mal heftige Störungen verursacht. Wenn solche Patienten die Witterung beobachten, werden sie sehen, daß zum Beispiel fettreiche Speisen wie Bratkartoffeln, Pommes frites oder anderes Fettgebackenes bei gutem Wetter ertragen werden, während bei schlechtem Wetter heftige Störungen auftreten können. Interessant ist zu wissen, daß die Störungen, die *vor* dem Umschlag auftreten, dem Patienten quasi als Barometer dienen können. Der Leber-Gallenpatient ist besonders empfindlich auf Föhn. Auch vor Gewittern kommt es leicht zu vermehrter Empfindlichkeit. Gute Resultate erzielen Kuren an Orten mit mildem Klima, mit möglichst geringer Föhnlage, im Sommer auch im Hochgebirge. Eine schlechte Jahreszeit ist der Herbst in feuchten, nebligen Städten.

VII. Was Leber- und Gallenleidende über die einzelnen Nahrungsmittel wissen müssen:

Obst

Die Grundlage der Heilkost für Leber- und Gallenkranke bildet das Obst, zusammen mit dem Rohgemüse. Man weiß, daß im rohen Obst lebenswichtige Heilfaktoren enthalten sind. Zu wenig bekannt aber sind die verschiedenen Formen, in denen das rohe Obst dem Patienten verabfolgt werden kann. *Obst muß immer eingangs der Mahlzeiten serviert werden,* auch ist es äußerst wichtig, was neben dem Obst dem Organismus noch an Nahrung oder Medikamenten zugeführt wird.

Wenn nach Genuß von rohem Obst Störungen auftreten, kann man immer beobachten, daß nebst allgemeinen Ernährungsfehlern speziell küchentechnische daran Schuld haben.

Kommt das Obst in den leeren Magen und Darm, wird es rasch von ihnen ausgenützt, verabreicht man es aber erst am Ende einer Mahlzeit, hat der gesättigte Körper oft keine Kraft mehr, die Rohnahrung zu verarbeiten. Ein großer Teil verläßt den Körper unausgenützt, nachdem er vorher Störungen verursacht hat, wie Übelkeit, Aufstoßen, Magendrücken, Druck auf die Leber, Bauchschmerzen, Blähungen, Durchfall.

Dr. *Bircher-Benner* bewies aber immer wieder, daß es niemand gibt, der Obst nicht verträgt, wenn es ihm in der richtigen Auslese, Form und Kombination verabfolgt wird. Trotz seiner langjährigen Erfahrung, trotz seiner Anerkennung aus Ärztekreisen und von der wissenschaftlichen Forschung, finden wir in Krankenanstalten und auf den Diätzetteln für Leber-Gallenkranke noch heute die altmodische Schonkost, bestehend aus Schleimsuppen, Getreidebreien, Fleischbrühe, Zwieback und

Schwarztee. Mit dieser Kost erreicht man wohl ein Verschwinden der unangenehmen Symptome, aber niemals eine Heilung des Leidens. Warum? Weil diese sogenannte Schonkost wohl im Moment das erkrankte Organ schont, aber auf die Dauer den ganzen Organismus schwächt; weil diese Nahrung der wichtigsten Vitamine, Mineralsalze, Fermente und anderer Spurenelemente, die dem Organismus die Heilung ermöglichen würden, entbehrt. So sind viele an chronischen Leber- und Gallenleiden Erkrankte heute noch dazu verurteilt, eine geschmacklich unbefriedigende, einseitige, versäuernde Kost zu sich zu nehmen, da jeder Versuch, Obst oder Salate zu genießen, von erneuten Störungen gefolgt wird. Dr. *Bircher-Benner* war der erste Arzt, der sich bemühte, die Diät der Leber-Gallenpatienten zu revidieren. Seine Forschungen brachten ihn zur Erkenntnis, daß diese dringend der Stoffe benötigen, die ihnen bei der »Schonkost« vorenthalten werden. Er mußte aber einsehen, daß das Obst bei vielen Patienten tatsächlich Störungen verursachte. So machte er als erster den damals kühnen Versuch, Obst und rohe Gemüse allein, ohne gekochte Begleitkost zu verabreichen, mit dem erstaunlichen Resultat, daß es von allen nicht nur vertragen wurde, sondern sogar rasch zur Heilung verhalf. Selbstverständlich muß dieses Obst sorgfältig ausgewählt und je nach Krankheitsfall in Saft-, Brei- oder Naturform verarbreicht werden. Bei der Ernährungsumstellung beginnt man am besten mit Obstsäften, nachdem der Darm durch die vom Arzt zu bestimmende Weise von seinem alten Darminhalt gründlich befreit und für die Heilkost vorbereitet wurde.

Obstsäfte

Wir unterscheiden zwischen reinen und angereicherten Obstsäften. Bei den *reinen* Obstsäften unterscheiden wir solche ohne und solche mit Zellulose.

Zu reinen, zellulosefreien Obstsäften eignen sich bestens: Orangen, Mandarinen, Grapefruits, Zitronen. Sie sind fast das ganze Jahr erhältlich und bilden besonders im Winter unsere wertvollste Vitamin-C-Quelle. Im Frühling eignet sich Kirschensaft, im Sommer Johannisbeeren-, im Herbst Apfel- und Traubensaft.

Patienten, die an chronischer Verstopfung leiden, sollen diese reinen Fruchtsäfte nicht genießen, sondern sich an zellulosereiche Säfte halten, wie nachfolgend beschrieben:

Die gleichen Früchte, die wir zu reinen Säften pressen, können aber auch zu zellulosereichen Säften verwendet werden. Dazu benötigt man aber einen elektrischen Mixer. Die Citrusfrüchte werden geschält, die Traubenbeeren als Ganzes, die Äpfel in Schnitze geschnitten mit Schale und Kerngehäuse in den Mixer gegeben, mit abgekochtem Wasser, kaltem Blütentee, sterilisiertem Apfel- oder Traubensaft bedeckt und im Mixer völlig zerschlagen.

Wenn Süßen notwendig, tut man's mit dem gemahlenen Staub-Rohrzucker oder mit etwas Honig. Für zellulosereiche Säfte eignen sich auch bestens alle Arten Beeren: Erdbeeren, Himbeeren, Heidelbeeren, Johannisbeeren, Brombeeren, aber auch Kirschen, Aprikosen, Pfirsiche und im Dezember Kaki. Sie lassen sich mit den gleichen Flüssigkeitszugaben zu ausgezeichneten zellulosereichen Säften verarbeiten. Diese zellulosereichen Säfte sind auch unter dem Namen »Vollfruchtsäfte« bekannt.

Bei Patienten, bei denen eine Gewichtsabnahme nicht am Platze ist, verwende man, sofern Arzt oder Diätetiker es befürworten, *angereicherte Fruchtsäfte.* Man kann sowohl zellulosefreie wie zellulosereiche Säfte auf die gleiche Art dazu verwenden.

Auf 2 dl Fruchtsaft kann man beigeben:

entweder:	1 Eßlöffel frischen Rahm
oder:	1 Kaffeelöffel ungezuckerte Kondensmilch mit etwas Staub-Rohrzucker
oder:	1 Kaffeelöffel entrahmte Trockenmilch
oder:	1—2 Eßlöffel Joghurt mit etwas Staub-Rohrzucker
oder:	1 Kaffeelöffel Mandelpüree oder Haselnuß-Creme
oder:	1 Kaffeelöffel Sesampur

Obstbreie

Auch bei den Obstbreien unterscheiden wir, wie bei den Säften, die zwei Formen: reine Obstbreie und angereicherte Obstbreie.

Zu reinen Obstbreien eignen sich in erster Linie Beeren. Das gut gereinigte Obst wird mit einem sauberen Holzstöpsel zerdrückt. Nicht stehenlassen, sofort servieren! Wie bei den Obstsäften wird durch Stehenlassen das Vitamin C durch Oxydation aus dem Sauerstoff der Luft in kurzer Zeit fast restlos zerstört. Dies ist auch geschmacklich zu konstatieren; solch herumgestandene Säfte haben einen schalen, faden Geschmack.

Gut ausgereiftes Obst braucht nicht gezuckert zu werden. Etwas Zugabe von Zitronensaft erhöht das Aroma und den Vitamin-C-Gehalt.

Den in der Leber- und Gallendiät wichtigen Apfel verabreicht man am vorteilhaftesten in Form von *Birchermüesli.*

Birchermüesli

Für den Leber-Gallenkranken stellt das Birchermüesli die ideale Früchtespeise für Frühstück und Abendbrot dar. Nach Professor *Löwin,* Wien, enthält es, wenn richtig zubereitet, alle dem Menschen nötigen Nährstoffe. Als Obst steht im Vordergrund der Apfel, aber auch aus anderen Obstsorten kann man herrliche Birchermüesli herstellen.

Das Birchermüsli wurde von Dr. *Bircher-Benner* zusammengestellt, um Gesunden und Kranken die wertvollen Stoffe des rohen Obstes, speziell des Apfels, in möglichst bekömmlicher Form zugänglich zu machen. Es it also eine Obst-Speise und nicht eine Getreide- oder Milchspeise, wie irrtümlicherweise oft angenommen wird (Näheres siehe Rezepte Seite 81).

Rohkost

Die berühmte, um nicht zu sagen berüchtigte Rohkost, unter welcher man roh verarbeitete Gemüse versteht, hat sich nur langsam, und mit großen Widerständen kämpfend, in die Krankenernährung eingeordnet. Gerade bei Leber- und Gallenleiden sind leider heute noch immer unzählige Argumente gegen die Rohkost im Umlauf, sowohl in Fach- wie auch in Laienkreisen. Nicht etwa, daß man heute nicht allgemein wüßte, daß genau wie im Obst so auch im ungekochten Gemüse wertvolle, heilende Stoffe sich befinden! Was aber an den meisten Orten viel zu wenig bekannt ist, das ist die Art und Weise der Zubereitung und Verabfolgung bei den verschiedenen Krankheitsformen. Nebst den wichtigen Vitaminen finden wir im Rohgemüse große Mengen natürliche Mineralsalze, die in ihrer Zusammensetzung dem Organismus viel zuträglicher als Kochsalz sind. Die Zellulose der Rohgemüse wirkt sehr verdauungsfördernd, ohne eine übermäßige Darmreizung zu erzeugen, wie dies Abführmittel tun (viele Leber-Gallenkranke leiden im Frühstadium an Verstopfung). Bei fortgeschrittener Krankheit wird die Zellulose anfänglich oft nicht vertragen, weshalb es wiederum darauf ankommt, daß man die Technik der Zubereitung beherrscht, damit man trotzdem dem Patienten alle wertvollen Stoffe der Rohgemüse zukommen lassen kann, ohne Störungen heraufzubeschwören.

Das grüne Blatt

In allen grünen Blättern sind sämtliche Vitamine in idealer Verbindung mit ihren Ergänzungsstoffen vorhanden. Bei der Zusammensetzung einer Rohkostplatte muß deshalb dem grünen Blatt immer der erste Platz eingeräumt werden. Zu grünen Blättern rechnet man: Kopf-, Schnitt-, Blatt-, Feldsalat, Brunnenkresse, Gartenkresse, Mangold-Blätter, Lattich, Endivien, grüner Kohl, chinesischer Kohl, grüner Chicorée, Löwenzahn, Sauerampfer, Brennessel usw. Selbst Weiß- und Rotkraut gehören in ihrer Art zu dieser Kategorie Gemüse. Für alle Patienten ist es wichtig zu wissen, daß die im allgemeinen so gefürchteten Kohlarten, biologisch gezogen und roh genossen!, viel leichter verdaulich sind als in gekochter Form. Im Rahmen eines richtig zusammengestellten Speisezettels verursachen sie keinerlei Blähungen. Selbstverständlich wird man bei einer Rohkostkur anfänglich die Kohlarten weglassen und sie erst später langsam in die Speisenfolge einbauen.

Die bitterstoffhaltigen Blattsalate nicht vergessen! (Siehe Abschnitt: der Geschmack als natürlicher Regulator, Seite 29)

Das Wurzelgemüse

Die Wurzelgemüse sind unsere besten Mineralsalzspender. Wenn genügend Rohgemüse geboten werden, kann man dank diesem Reichtum an Mineralien das Kochsalz ohne geschmackliche Beeinträchtigung völlig ausschalten. Die wichtigsten Mineralsalzträger sind: Karotten (auch Rüben und Räben), Selleriewurzel, Schwarzwurzel, Rettiche, Radieschen, Randen (rote Rüben), Kohlraben, Stachis (Knollengemüse).

Alle verschiedenen Rettícharten sind Leber- und Gallenleidenden speziell anzuraten, entweder in Rohkost- oder in Saftform. (Siehe Rezepte Seite 90)

Die Gemüsefrüchte

Sehr vitaminreich und leicht verdaulich sind die Gemüsefrüchte, vorausgesetzt, daß sie richtig behandelt werden.

Die Tomaten, die fast das ganze Jahr erhältlich sind, enthalten Vitamin A in leicht assimilierbarer Form. Wenn sie als sorgfältig zubereiteter Salat, als Brei oder als Saft dem Kranken zugeführt werden, können Tomaten nur nützen und niemals schaden, wie irrtümlicherweise noch oft behauptet wird. Das Märchen, Tomaten würden Krebs erzeugen, ist längst widerlegt worden, spukt aber noch da und dort in den Köpfen von Laienkreisen. Tomaten enthalten, wie schon gesagt, Vitamin A, welches man auch Wachstumsvitamin nennen kann. Selbstverständlich fördert es jegliches Wachstum, sowohl von gesundem wie auch von krankem Gewebe. Die Versuche, die zu dem Gerücht, Tomaten erzeugten Krebs, führten, wurden an Ratten gemacht, denen man künstlich Krebsgewebe eingesetzt hatte, in die man dann Tomatensaft injizierte. Selbstverständlich wuchsen die Krebszellen, die derartig mit Vitamin A versehen wurden, rascher als diejenigen der Versuchstiere, denen man keinen Tomatensaft einverleibte. Diese Vorgänge haben aber nichts mit einem natürlichen Ernährungsversuch zu tun, denn spätere Versuche haben gezeigt, daß bei einem normalen Ernährungsversuch im Gegenteil durch natürliche Zufuhr von Vitamin-A-reicher Nahrung, also auch von Tomaten, das gesunde Gewebe rascher wächst und das krankhafte Gewebe erstickt. Auch die Angst vor der Oxalsäure, die bei Menschen mit Steinbildung (Gallensteine, Nierensteine, Blasensteine) immer wieder zu beobachten ist, ist völlig falsch, weil es sich durch neue Untersuchungen erwiesen hat, daß die Tomate gar keine Oxalsäure enthält. Niemals kann die rohe Tomate im Rahmen der sorgfältig zubereiteten Roh- oder Heilnahrung schaden!

Gurken und Gurkensaft sind ebenfalls wertvolle Helfer, vorausgesetzt, daß sie biologisch gezogen sind und nicht vom üblichen Mistbeet stammen. Selbstverständlich muß auch die Zubereitung richtig sein: kein Einsalzen, Ausdrücken und Wegleeren des wertvollsten Saftes. Auch *Zucchettis* (besondere Kürbisart) helfen zur Abwechslung, sollen aber nur solange sie noch klein sind als Rohgemüse verwendet werden. Große, ausgewachsene Früchte eignen sich besser für gekochtes Gemüse.

Stengel- und Blütengemüse

Zu diesen gehören: Lauch, Stangensellerie, Schwarzwurzeln, Krautstiele, Blumenkohl und Rosenkohl. Alle geben bei richtiger Zubereitung feinschmeckende Rohsalate.

Allgemeines über Rohsalate

Die Verträglichkeit der Rohsalate hängt von der richtigen Kombination mit der anderen Nahrung und von der Zubereitungsart ab. Rohsalate muß man unbedingt unmittelbar nach dem Obst oder an Stelle desselben und nicht nach gekochter Nahrung servieren; die Gründe dafür sind die gleichen wie beim Obst. Im Winter kann man aus wärmetechnischen Gründen eine heiße Gemüsebrühe oder Frischgetreidesuppe einschalten, nicht aber an strengen Rohkosttagen. Viele wertvolle Rezepte enthalten die Bücher »Gesund durch bewußte Ernährung« von

Albertine Hünie und »Die Küche der Neuzeit« von Frieda Mangold, beide im Humata Verlag. Spezielle Rezepte für Leber- und Gallenkranke siehe Seite 93 ff. dieses Buches.

Reine Rohgemüsesäfte

Wenn ein Leber-Gallenkranker die Rohsalate nicht verträgt, verabreicht man ihm anfänglich am besten reine Rohgemüsesäfte, besonders, wenn es sich um Patienten handelt, die zu Durchfällen neigen.

Reine Rohgemüsesäfte können wir geschmacklich und gesundheitlich befriedigend eigentlich nur aus Karotten und voll ausgereiften Tomaten herstellen. Alle andern Säfte benötigen eine Anreicherung durch Saucen oder Flüssigkeit, wie Gemüsebrühe, Joghurt, Ölsauce, Rahm-, Zitronensauce und evtl. ungezuckerte Kondensmilch.

Für und gegen Karottensaft (Rüeblisaft) wurde schon so viel geschrieben, daß hier nur kurz erwähnt sei, daß Karottensaft für Leber- und Gallenpatienten ein ausgezeichnetes Hilfsmittel zur Heilung ist. Selbstverständlich muß er aus Karotten stammen, die aus gesundem Boden kommen. Die Karotten müssen unmittelbar vor dem Pressen gereinigt und geschabt werden und nicht stunden- oder tagelang vor der Pressung im Wasser liegen, wie dies an vielen Orten geschah, worauf zum Teil schwerwiegende Störungen entstanden, was zu dem berühmten Verbot führte, Karottensaft in den Läden zu verkaufen (Schweiz).

Für Leber- und Gallenpatienten ist sehr anzuraten, auf 1 dl Karottensaft einen Eßlöffel Joghurt und einen Kaffeelöffel Zitronensaft zuzufügen, d. h., ihn zu einem angereicherten Saft zu machen.

Chronisch Verstopfte tun besser, keine Säfte sondern Karotten-Rohsalat mit der ganzen Zellulose zu sich zu nehmen.

Reiner *Rettichsaft* ist ein altbekanntes und bewährtes Heilmittel für Leber-Gallenleidende. Es dürfen aber nur ganz milde und biologisch gezogene Wurzeln verwendet werden. Es eignen sich am besten die Sorten: Ostergruß, Eiszapfen, der große weiße Rettich und Radieschen. Diese reinen Säfte sollen nur in kleinsten Mengen eingangs der Mahlzeit genossen werden evtl. als

Verdauungshilfe nach der Mahlzeit. Fertigen laktofermentierten Rettichsaft aus biologischem Anbau erhält man von »Biotta« (Reformhaus). Wünscht man mehr davn zu nehmen, ist es wie beim Karottensaft angebracht, den Rettichsaft anzureichern und zu verdünnen oder ihn z. B. mit Karottensaft zu mischen. (Näheres siehe Seite 90)

Gurkensaft kann in der Gurkenzeit auch empfohlen werden, nicht aber bei bestehenden Durchfällen, wohl aber für den Verstopften! Selbstverständlich muß man wiederum voraussetzen, daß die Gurken nicht vom frischgedüngten Mistbeete stammen. Auch Gurkensaft kann mit Rahm, Joghurt oder einer Ölsauce angereichert werden.

Roher *Kartoffelsaft* (laktofermentiert von Biotta) darf nicht zur Roh-»Nahrung« gezählt werden, wohl aber kann man ihn als natürliches Medikament bewerten. Diese rohen Kartoffelsäfte haben sich gut bewährt, wenn neben den Leber- und Gallenstörungen noch Schleimhautentzündungen in Magen und Darm oder gar Geschwürsbildung vorhanden war. Er sollte 2—3mal am Tag in nur kleinen Mengen (1/2 dl) vor den Mahlzeiten verabreicht werden.

Selleriesaft. Reiner Selleriesaft ist mühsam zu gewinnen, da die Selleriewurzeln ziemlich trocken sind. Deshalb sei der *Biotta*-Selleriesaft empfohlen, der auch mit Karotten-, Tomaten- oder Gurkensaft kombiniert werden kann. Die Selleriesäfte haben eine günstige Wirkung auf die Nierentätigkeit.

Zur Geschmacksbereicherung aller Säfte sollten viel mehr *Gewürzkräuter* benützt werden, deren aromatische Öle wichtig sind für Leber- und Gallenkranke. Rosmarin, Thymian, Basilikum, Mayoran, Bohnenkraut, Paprika und Liebstöckel verwendet man noch viel zu wenig. Natürlich sind unsere frischen bekannten Kräuter Petersilie und Schnittlauch auch sehr zu empfehlen. Zwiebeln, über der Bircherraffel sofort in einen Saft gerieben, sollten vermehrt Verwendung finden. Richtig angewendet wirken sie günstig auf Leber und Galle und erzeugen keine Blähungen.

Der *Knoblauch* besitzt ähnliche Stoffe wie die Zwiebel, nur in viel konzentrierterer Form. Durch eine Knoblauchpresse ist es möglich, ihn roh, in Breiform, Salaten und Gemüsen beizumischen ohne Nährwertverlust. Solcher Knoblauchbrei bekämpft die Verunreinigung des Darms und fördert den Stoffwechsel im allgemeinen. Ob Knoblauch gegessen werden soll, bestimmt der Patient selbst durch seinen Geschmacksinstinkt.

Zur Säftebereitung im allgemeinen sei nochmals betont, daß ein Auspressen in größeren Mengen und Beiseitestellen nicht zulässig ist, da die große Gefahr besteht, daß durch Veränderungen, die nach dem Auspressen durch Stehenlassen oder zu große Kühlung entstehen, solche Säfte die Heilung nicht mehr fördern können, sondern im Gegenteil oft Störungen verursachen.

Gemüsesaft-Produkte

Vielerorts ist es nicht möglich, in allen Jahreszeiten einwandfreies Frischgemüse zu bekommen. Aber nicht nur wenn dieses fehlt, sondern auch als wertvolle Ergänzung der Rohsalate und Gemüsespeisen bediene man sich der jetzt in reicher Auswahl auf dem Markt befindlichen laktofermentierten Gemüsesäfte (»Biotta«), die durch ihren Milchsäuregehalt oft noch wirksamer sein können als Frischgemüsesäfte. In diesem Zusammenhang sei auf den Abschnitt über die Fermente und ihre Wirkung (Seite 61) hingewiesen.

Das gekochte Gemüse

Gekochtes Gemüse soll erst dann geboten werden, wenn das akute Stadium der Krankheit behoben ist, denn gekochtes Gemüse ist viel schwerer verdaulich als das Rohgemüse, vom gesamten Stoffwechsel aus betrachtet.

Zuerst eignen sich bestens: Karotten, Mangold, Lattich, Sellerie, Schwarzwurzeln, Blumenkohl, Spinat und Lauch. Kohlarten werden erst dann gegeben, wenn der Darm einwandfrei funktioniert, Hülsenfrüchte (Erbsen, Bohnen, Linsen) sollen erst nach völliger Heilung genossen werden. Das Gemüse soll gedämpft, aber keinesfalls im Salzwasser ausgekocht werden. Ist das Gemüse überdüngt, was man schon am Geruch von Blumenkohl und Spinat in rohem Zustand konstatieren kann, vermeide man das übliche Abbrühen und verzichte lieber, es dem Patienten zu servieren. Das Dämpfen der Gemüse kann auf zweierlei Arten geschehen:

1. Im Dampfkochtopf, oder, wo keiner vorhanden ist, auf einem Einsatzsieb, wo nur unterhalb des Siebes das Wasser zum Kochen gebracht wird. (Selbstverständlich decken!)
2. Das Dünsten in wenig Fett (Butter, Pflanzenfett, Sonnenblumenöl), welches jetzt gerade für Leber- und Gallenleidende mit den neuen Teflon-Pfannen (Duroperl HT mit Harteloxierung, dadurch kratzfest) so leicht möglich geworden ist.

Die Anschaffung von Dampfkochtopf und Teflonpfanne ist in allen Fällen, wo Diätkost verabreicht werden muß, sehr zu empfehlen.

Genau wie bei der Rohkost, ist auch bei gekochtem Gemüse dem grünen Blatt der Vorzug zu geben.

Blattgemüse

Alle Blattgemüse sind stark basenüberschüssig. *Rosenkohl,* der irrtümlicherweise zu den Blattgemüsen gezählt wird, ist aber keines, sondern eine Blume. Besonders im gekochten Zustand ist er ein großer *Säurebildner.* Er soll auch seiner blähenden Eigenschaften wegen vom Leber-Gallenkranken gemieden werden. In Verbindung mit Kastanien und Fleisch kann er beim Leber-Gallenkranken katastrophale Wirkungen erzielen. *Belgischer Chicorée* als Gemüse ist wegen seines großen Gehaltes an Bitterstoffen Leber- und Gallenpatienten sehr zu empfehlen.

Spinat, biologisch gezogen, speziell junge Pflanzen — in richtiger Kombination mit der übrigen Kost geboten — darf, wenn schon gekochte Nahrung gegeben wird, ohne weiteres verabreicht werden. Die Angst vor Spinat bei Leber-Gallenkranken ist nur berechtigt bei bestehender Verstopfung und einseitiger, falscher Nahrungszusammenstellung. Dann erfolgen die gefürchteten Blähungen, — der Spinat ist in diesen Fällen aber nur das auslösende Moment und nicht die Ursache.

Das Wurzelgemüse wird mit einer Gemüsebürste unter fließendem Wasser gründlich gereinigt und mit der Schale im Dampfkochtopf oder Einsatzsieb weichgedämpft, etwas abgekühlt und noch warm geschält. So werden die Nährstoffe am meisten geschont und ein minimaler Abfall verursacht. Dies ist speziell wichtig bei der Zubereitung der so wertvollen Karotten. Auch Schwarzwurzeln, die für Leber-Gallenkranke sehr zu empfehlen sind, können ohne Mühe und schmutzige Hände zu wohlschmeckendem und leichtverdaulichem Gemüse verarbeitet werden. Wurzelgemüse schneidet man in Scheiben oder Würfel oder kann es zu Brei zerdrücken. Dann kann es mit etwas Pflanzenfett, Butter, Rahm oder Öl erwärmt werden.

Das Strecken der Gemüse mit Mehlsaucen soll unbedingt vermieden werden. Dies ist eine üble Sitte, die den Wert des Gemüses stark beeinträchtigt. Der Basenüberschuß wird durch die versäuernde Mehlsauce vermindert oder aufgehoben. Kann man eine Sauce, wie z. B. zum Überbacken (Gratinieren), nicht umgehen, setze man dieser entweder Biopharin oder Soyamehl (beides stark basenüberschüssig) bei. Hat man also einmal eine Mehlsauce an einem Gemüse, z. B. bei einem Auflauf, so achte man darauf, daß keine anderen versäuernden Gerichte wie Teigwaren, Eier-, Käse- oder Fleischspeisen dazu serviert werden, sondern basenreiche Kartoffeln.

Zum Überbacken eignet sich anstelle von Mehlsauce eine Mischung aus Eigelb, Rahm oder Joghurt und etwas Käse, sofern letzterer erlaubt ist.

Saucen aus Vollmehl sind geschmacklich weniger befriedigend und speziell für den Leber-Gallenpatienten nicht zuträglich.

Die Kartoffel

Die Kartoffeln müßte man eigentlich auch zu den Wurzelgemüsen zählen, sie ist aber *roh* nur zu Heilzwecken zu verwenden in Form von Kartoffelsaft.

Dem Leber-Gallenkranken kann man eingangs der Hauptmahlzeit einen rohen, frischgepreßten Kartoffelsaft empfehlen, die Menge betrage aber nie mehr als 50 g pro Mahlzeit. Eine Mischung von Kartoffelsaft mit andern Gemüsesäften ist sehr günstig, von solchen Mischungen darf ohne weiteres 100 g getrunken werden.

Aber auch in gekochtem Zustand ist die Kartoffel, wenn richtig gezogen, ein hervorragendes Nähr- und Heilmittel.

Die Kartoffel ist ein glänzender Basenspender.
Die Kartoffel enthält, wenn in der Schale gekocht, selbst bei hoher Temperatur widerstandsfähige Vitamine.
Die Kartoffel ist ein ausgezeichneter Kalkspender, liefert aber auch andere, dem Organismus wichtige Mineralien.
Die Kartoffel enthält sämtliche Eiweißvorstufen (Aminosäuren), die es unserem Organismus ermöglichen, vollständiges Körpereiweiß aufzubauen, dies im Gegensatz zu Muskelfleisch, Eiern, Käse und einzelnen Getreidearten, die kein vollständiges Eiweiß bilden können.
Die Kartoffel ist billig — dies gilt als Hauptargument für die allgemeine Volksernährung.
Die Kartoffel ist das einzige natürliche Nahrungsmittel, das gekocht besser verwendbar ist als roh.

Durch all diese Qualitäten wird die Kartoffel nicht nur zur Hauptgrundlage der Volksernährung, sondern auch für die Krankenkost, sobald gekochte Nahrung überhaupt erlaubt ist.

Auch hier spielt die Zubereitungsart eine große Rolle. Am zuträglichsten sind *Kartoffeln in der Schale* und *Kartoffelschnee.*

Kartoffelschnee darf nicht verwechselt werden mit Kartoffelstock oder -brei. Er sollte diese völlig aus ihrer bevorzugten Stellung als Krankennahrung verdrängen. Im Kartoffelschnee bleiben die Vitamine, sogar das äußerst hitzeempfindliche Vitamin C, weitgehend geschont. Im Kartoffelbrei oder -stock sind sie fast völlig vernichtet — durch zweifaches Aufkochen, das zweite Mal in stark zerkleinertem Zustand — und dem Sauerstoff der Luft durch Schlagen mit dem Schneebesen unter

Hitzeeinwirkung ausgesetzt. Luft und Hitze zusammen zerstören das Vitamin C unheimlich rasch. (Siehe Seite 104, Kartoffelrezepte.)

Je nach dem Fortschritt der Genesung kann man dann andere Kartoffelgerichte dem Patienten erlauben: Kümmelkartoffeln, Bouillonkartoffeln (Gemüsebouillon), Kartoffelsuppe, Kartoffelauflauf, Bircherkartoffeln, Kartoffelwunder.

Der Leber-Gallenkranke hat also allen Grund, die Kartoffel als beste Grundnahrung seiner gekochten Speisen zu betrachten.

Fettgebackene Kartoffeln darf man erst nach völliger Genesung und auch dann mit großer Vorsicht zu sich nehmen, und dies nur ausnahmsweise im Rahmen anderer sorgfältig ausgewählter Gerichte, ja nicht in Kombination mit Fleisch.

Das Getreide

Es ist seit langem bekannt, daß Leber-Gallenleidende Getreidespeisen, wenn sie möglichst fettfrei gekocht werden, im allgemeinen gut vertragen. Aber leider muß gleich wie bei den Teigwaren, die ja auch zum Getreide gehören, festgestellt werden, daß wohl nach dem Essen keine Beschwerden auftreten, aber daß sie auch nicht direkt zur Heilung des Leidens beitragen.

Getreidespeisen sind weniger wertvoll als die basenreiche Kartoffel. Sämtliche Getreidearten wirken mehr oder weniger versäuernd auf den Organismus, selbst Vollgetreide. Geschältes oder poliertes Getreide ist durch den Verlust wertvollster Substanzen noch versäuernder als Vollgetreide. In der üblichen Leber-Gallen-Schondiät findet aber meist nur ganz geschälter Reis Verwendung, und der stark versäuernde Hafer ist die Grundlage der beliebten Schleimsuppe.

Reis

Vollreis enthält den wertvollen Keim sowie das Silberhäutchen. Er führt dem Körper also im Gegensatz zum polierten Reis

Vitamin B_1, B_2, B_4, B_5, und wahrscheinlich auch noch andere weniger erforschte Vitamine der B-Gruppe, zu. Ferner enthält Vollreis Lipoide (Edelfettstoffe), Mineralstoffe, Phosphate und Cholesterin. Dadurch wird der Reis zur vollwertigen Nervennahrung — aber der Leber-Gallenkranke ist durch seine geschwächten Verdauungsorgane meist nicht in der Lage, Nutzen daraus zu ziehen — im Gegenteil treten, sogar bei richtiger Kochart, gern Störungen nach Vollreisgenuß auf. Der Leberkranke darf Vollreis sowieso nur als Trockenreis genießen, und erst bei fortschreitender Genesung kann Risotto, wie es im Rezeptteil Seite 121 beschrieben ist, ausnahmsweise einmal geboten werden.

Hirse

Leider verschwindet die Hirse, die während des Zweiten Weltkrieges gerne als Reisersatz verwendet wurde, mehr und mehr vom Markte. Die allgemeine Unkenntnis, wie Hirse gekocht werden sollte, trug viel zur Verdrängung bei. Hirse ist billig und ausgiebiger als der Reis.

Die Hirse hat eine wesentlich kürzere Kochzeit als der Reis. Wenn man dies nicht berücksichtigt, bekommt man keine körnige Hirse, sondern eine von vielen abgelehnte Pappe.

Was die Hirse so wertvoll macht, ist der enorme Kieselsäuregehalt (100mal größer als bei allen andern Getreiden). Dies allein schon sollte der Hirse einen Ehrenplatz unter den Getreiden einräumen. Der Mensch braucht Kieselsäure für den Aufbau der Knochen, Knorpeln, von Zahnschmelz, Hornhaut, Haaren und Nägeln. Sie beeinflußt auch die Elastizität der Haut und der Sehnen.

Die beste Hirse ist die *Goldhirse*. Man kann sie genau behandeln wie Reis. Statt Risotto (siehe Seite 121) gibt es Hirsotto, statt japanischem Reis, japanische Hirse, statt süßem Reisbrei kann man süßen Hirsebrei herstellen. Zu letzterem verwende man Hirsegrieß.

Hirsegrieß

Der Hirsegrieß sollte in jedem Haushalt, wo Diätpatienten verpflegt werden müssen, den weit wertloseren, entvitaminisierten

Weizengrieß ersetzen. Hirsegrieß kann zu allen Speisen (Suppen, Croquetten, Puddings usw.), wo sonst Weizengrieß verwendet wurde, genommen werden.

Zum Rohgenuß, zum Überstreuen von Birchermüesli oder Bereicherung von Joghurt kann man die *Hirse in Flockenform* verwenden.

Der Mais

Der Mais verliert durch das zu feine Ausmahlen an Nähr- und Geschmackswert. Als Übergangskost (Rohkost mit Zulagen) ist für Leber-Gallenkranke empfehlenswert, eine weiche Polenta aus Bramata-Mais herzustellen. Dieser ziemlich körnige Mais wird in Graubünden jeder andern Maissorte vorgezogen. Er hat sich generationenlang bewährt. Dort zieht man ihn, wie in der Poebene, in Italien, der Kartoffel vor, besonders bei der einfachen Landbevölkerung. Aber gerade bei der ausschließlichen Maisernährung ohne genügend Zusatz von Gemüse und Obst tritt die Krankheit »Pellagra« auf, weil dem Mais im Gegensatz zu Kartoffeln wichtige Eiweißaufbaustoffe fehlen, die der Organismus unbedingt benötigt. Pellagra kommt von »pelle agra«, d. h. die rauhe Haut und ist eine typische Vitaminmangel-Krankheit, die aber sofort verschwindet, sobald der Maisnahrung Rohkost und Vollkornbrot zugefügt wird. Weiche Polenta siehe Rezept Seite 96.

Der Hafer

Der Hafer leistet gute Dienste bei der Übergangskost. Man vergesse aber nie, daß der Hafer unter den Getreiden der größte Säurenbildner ist. Er wird in der Krankenkost allgemein überwertet. Hafersuppen, Hafercreme, Haferschleim oder Hafergrütze sind heute noch vielerorts die Basis der Ernährung bei Stoffwechselstörungen. Dagegen ist nichts einzuwenden, wenn der Hafer zusätzlich zur Rohnahrung geboten wird, wohl aber muß man vor ihm warnen, wenn er ausschließlich als Schleim- oder Breinahrung dem Kranken verabfolgt wird. Empfehlenswert als Ergänzung zur Rohnahrung sind die kaltgepreßten Haferflocken (zu Joghurt, Birchermüesli usw.)

Die Gerste

Die Gerste und deren Mehle finden am häufigsten in Form von Suppen Verwendung. Gerstensuppe ist eine der wertvollen Suppenarten für Leber- und Gallenleidende. Die Gerste weist aber ebenfalls einen leichten Säureüberschuß auf und enthält nicht alle Aminosäuren.

Allgemeines zum Getreide

Viele Getreidearten können in bekömmlicher Art als Flocken, für Birchermüesli, Obstcremen, zu Joghurt oder mit ungeschlagenem Rahm oder roher Vorzugsmilch mit dem gereinigten Staubrohrzucker verabreicht werden. Verschiedene Getreidefabriken stellen solche Flocken her aus Hirse, Hafer, Gerste, Weizen, Roggen, Mais, Kastanien.

Weizenkeime

Den Weizenkeim verwendete man bis vor kurzer Zeit hauptsächlich zur Fütterung von Zuchtvieh. Er galt als Müllereiabfall und wurde fälschlicherweise der menschlichen Nahrung entzogen. Heute aber weiß man, daß im Weizenkeim, wie in allen Keimen oder Samen, in konzentrierter Form sich wichtige, die Heilung unterstützenden Stoffe befinden, wie verschiedene Mineralsalze, Vitamine, hauptsächlich der B-Gruppe, Phosphate, Lipoide und hochwertiges Eiweiß. Deshalb finden wir Weizenkeime als Zusatznahrung im Verkauf, speziell in Reformhäusern. Sie sind überall am Platze, wo Schwächezustände nach Krankheiten, Operationen, Geburten, Sportleistungen, Schwerarbeit usw. auftreten und wo durch falsche Ernährung Vitamin-B- und -E-Mangel herrscht.

Leber- und Gallenleidende müssen wissen, daß zu große Mengen von Weizenkeimen unnütz und sogar belastend sind; es sollten nicht mehr als 2—3 Eßlöffel Weizenkeime pro Tag verabreicht werden und auch mit Unterbrechungen. Wie lange, bestimmt der Arzt oder Diätetiker.

Dem schwer Leberkranken, der an Durchfällen leidet, kann man die Weizenkeime in Pulverform zuführen, dem Verstopften gebe man sie wenn möglich in Naturform. Keine zu großen Mengen auf einmal geben, höchstens 5—10 g! Geschmacklich befriedigend sind auch die Weizenkeimflocken, die leicht angeröstet sind.

Leber- und Gallenpatienten leiden oft an *Vitamin-E-Mangel.* Dies ist meist der Fall, wo noch andere Störungen vorhanden sind: so im Entwicklungsalter, während Schwangerschaften, bei Geburten, in den Wechseljahren und in der Zeugungsfähigkeit der Männer. Weizenkeime enthalten wesentliche Mengen Vitamin E.

Aber auch *Vitamin B* finden wir in reichlicher Menge im Weizenkeim. Vitamin B kann man im volkstümlichen Sinne als Nervennahrung ansprechen. Gerade bei Leber- und Gallenpatienten findet man E- und B-Mangel verbunden. In diesen Fällen sind Weizenkeime als Zusatznahrung sehr zu empfehlen. Man kann sie verwenden wie folgt: zum Bichermüesli, in die Rohsalate, bei Übergangskost in Suppen oder Gemüse. Man bereichert auch damit allerlei Teigarten für Kuchenboden, Törtchen, Fruchtsalate, Fruchtcremen oder Breie. Die Weizenkeime können auch trocken genossen werden als Zwischenverpflegung. Stets aber auch nur in kleinen Mengen. Eine vollwertige Zwischenmahlzeit ist: 1 Eßlöffel Weizenkeime, 1 dl Joghurt, 1 Eßlöffel Staubrohrzucker. Dieser Mischung kann man je nach Saison Fruchsäfte oder Fruchtbreie beimischen. (Früchte-Joghurt siehe auch Rezepte Seite 85).

Eierspeisen

Fast bei allen Leber-Gallenleiden müssen Eierspeisen gemieden werden, speziell vor dem Eiweiß hüte man sich!

Rohes Eigelb ist das erste, was nach beginnender Genesung sorgfältig der Leber-Gallendiät zugefügt wird, und zwar in erster Linie in Form von leichter Schnellmayonnaise (S. 92) für Leber- und Gallenkranke, die eine angenehme geschmackliche Abwechslung für die Zubereitung der Rohkost bringt. Ferner eignet sich Eigelb zum Legieren von Gemüsebrühe und auch als Bindemittel bei Saucen und Aufläufen. Aber, wie gesagt, der Leber-Gallenkranke vermeide die Eier, solange sich sein Zustand nicht wesentlich gebessert hat.

Soya

Im nährwerttechnischen Sinne können die Eier durch *Soya-Produkte* bestens ersetzt werden. Das Soyamehl wird aus der aus Asien stammenden Soyabohne gewonnen. Es wird entbittert, ist stark basenüberschüssig, reich an leicht verdaulichem Eiweiß, vitamin-B- und -E-haltig, enthält die so wertvolle Glutaminsäure in wesentlicher Menge und sollte deshalb in der Krankenernährung eine größere Rolle spielen. Das Eiweiß der Soyabohne hat alle dem menschlichen Organismus nötigen Aminosäuren. Man kennt die Soyabohne seit über zweitausend Jahren; sie gilt in Asien als eines der fünf heiligen Getreide. In den Hochebenen Asiens, wo die Soyabohne die Grundlage der Ernährung ist, findet man fast keine Stoffwechselkrankheiten und viele Greise ohne merkliche Altersbeschwerden.

Die Soja hat durch ihre Eigenschaften auch bei uns eine große Zukunft. Gerade in neuester Zeit sind viele vollwertige Eiweißprodukte auf Sojabasis auf den Markt gekommen.

Alles über den Wert von Soya als Grundnahrungsmittel und viele Rezepte finden sich in dem Buch »Soja? So ja!« von C. Matthiesen [Humata Verlag].

Fleisch und Fisch

Dr. *Bircher-Benner* empfiehlt aus verschiedenen Gründen allen

Patienten, insbesondere Leber-Gallenkranken, Fleisch, Geflügel, Wildbret, Innereien, Wurstwaren und Fisch bis zur völligen Heilung zu meiden. Es würde zu weit führen, alle Gründe hier anzugeben, genaue Angaben finden Sie in der Literatur von Dr. Bircher-Benner und ferner in meinem Buche »Essen und Wissen« (Rascher-Verlag).

Die Kranken müssen wissen, daß das früher in der Diät so beliebte weiße Fleisch (Kalbfleisch), wie auch die Innereien (Hirn, Niere, Milken [Milz], Leber) noch strenger gemieden werden sollen als rotes Fleisch, da sie in ihrer Zusammensetzung noch allerlei Stoffwechselstörungen, die sich vergiftungsähnlich auswirken, Vorschub leisten und dadurch trotz der vermeintlichen »leichten Verdaulichkeit« die Heilung verzögern, wenn nicht gar verhindern. Dasselbe gilt auch für den sehr harnsäurereichen *Fisch*.

Wenn aus irgendeinem Grunde Fleisch gegeben werden soll, halte man sich ausschließlich an solches erster Qualität in Form von Filetbeefsteak, Entré-Côte, Roastbeef oder Beefsteak grilliert. Können diese roten Fleischarten nicht vertragen werden, lasse man das Fleisch gänzlich weg. Bei voranschreitender Genesung kann man mit ein paar hauchdünn geschnittenen Scheibchen Binden- oder Bündnerfleisch (Schweizer Spezialität) anfangen. Für Leber-Gallenpatienten ist gegrilltes Fleisch leichter verdaulich als gebratenes oder solches mit fetten Saucen. Auch bei der Fleischbereitung sollte für den Leber-Gallenkranken das Kochsalz stark eingeschränkt werden. Wie dem Leber-Gallenkranken Fleisch am bekömmlichsten zubereitet wird, finden Sie unter den Rezepten Seite 108.

Das Brot

Nicht immer sind sich die Ärzte und Ernährungswissenschaftler einig, welches Brot dem Leber-Gallenleidenden am zuträglichsten ist. Früher galten Zwieback und möglichst weißes, getoastetes Brot oder die ganze weiche Krume von Weißbrot als am günstigsten. Heute aber weiß man, daß diese Brotarten wohl im

Moment keine Beschwerden erzeugen, daß sie aber trotzdem die Heilvorgänge behindern. Es fehlen ihnen wichtige Stoffe für die Leber und die Schleimhäute der Gallenwege, wie die Vitamine der B-Gruppe, besonders das Nikotin-Säure-Amid (Nicotylamid), welches übrigens schon längere Zeit künstlich hergestellt und mit gutem Erfolg bei Leber- und Gallenkranken in Form von intravenösen Spritzen verabreicht wird. Die Leberzellen benötigen täglich nur einige tausendstel Gramm dieses Stoffes, bekommen sie ihn aber nicht, so wird der Mensch leberkrank.

Vollkornbrot ist ein guter Schutz gegen Vitamin-B-Mangel. Im Vollkornmehl, welches nur von der unverdaulichen Holzfaser befreit wurde, wo jedoch die innern Hüllen, das Samenhäutchen und der Keim noch enthalten sind, findet der Organismus alle die Heilung unterstützenden Stoffe.

Wenn dem Leber-Gallenpatienten zur Rohkost Zulagen erlaubt sind, bekommt er vorerst Kartoffeln und dann erst Vollkornbrot, nachdem also die leichteste Zulage vertragen wurde. Doch muß man unterscheiden zwischen den Fällen, wo immer noch Tendenz zu Verstopfung ist und solchen, die zu Durchfall neigen.

Bei Neigung zu Verstopfung: Ein sorgfältig gebackenes Vollkornbrot. Leber-Gallenkranke sollen diese Brote aber niemals ganz frisch essen.

Bei Neigung zu Durchfall wird jedes Brot vermieden. Nach Rohkost kann hier als erstes Gericht eine fettarme aber gut mit Suppenkräutern gewürzte Kartoffelsuppe gereicht werden. Erst bei Besserung kann etwas Knäckebrot gegeben werden.

Als Beitrag zur Brotfrage folgt die Meinung von zwei Brotsachverständigen:

Prof. Stepp aus München sagte in einem Radiovortrag: »Mit Recht sieht man heute in der Bevorzugung eines aus feinsten Mehlsorten hergestellten Brotes eine große Gefahr für die Gesundheit. Mit allem Nachdruck möchte ich betonen, daß diese Anschauung nicht etwa die Meinung einzelner Ernährungsforscher darstellt, nein, in der ganzen wissenschaftlichen Welt, im besonderen auch in den angelsächsischen Ländern, wird sie mit aller Entschiedenheit vertreten, und schon lange überlegt man sich, auf welchem Wege hier Abhilfe geschaffen werden kann.«

Dr. Bircher-Benner äußerte sich folgendermaßen zur Brotfrage: »Ich halte es für einen Fehler, die Brotfrage für sich allein und nicht im Zusammenhang mit der gesamten Ernährungsfrage lösen zu wollen, weil mancher gewohnheitsmäßig schlechte Kauer Verdauungsstörungen bekommt, wenn er zu einer in verschiedener Beziehung fehlerhaften Nahrung und ungeordneten Ernährung Vollkornbrot hinzufügt, um so mehr, wenn es noch schlecht gebacken ist. Solange der ganze Verdauungskanal, besonders bei kranker Leber, geschwächt ist, kann das beste Brot nicht verdaut werden: es entsteht eine Gärung statt des richtigen Abbaues des Brotes (Diagnose dabei: Colitis und Colondysbakterie einhergehend mit Leberinsuffizienz und Dysfunktion der Bauchspeicheldrüse). Dadurch wird die Genesung aufgehalten. Man hat den Patienten so lange mit Rohkost bzw. leichten Kartoffelsuppen, die eben nicht vergären, zu ernähren, bis dieser Zustand sich bessert.«

Das Mehl

Überall, wo viel Mehl in der Küche verwendet wird, sind die gleichen Überlegungen zu machen, wie sie im Kapitel über das Brot dargelegt sind.

Versuche, das Weißmehl durch Vollkornmehl zu ersetzen schlugen meist aus küchentechnischen Gründen fehl. Aber nicht nur geschmacklich konnte Vollmehl nicht verwendet werden, sondern auch gesundheitlich hat sich dieses als viel zu schwer verdaulich, speziell für Magenleidende, erwiesen.

Es sei deshalb darauf hingewiesen, daß wir heute Zusatzmehle kennen, die die starke Versäuerung des Weißmehles aufheben und geschmacklich und küchentechnisch einwandfrei sind. Zwei der wichtigsten, von mir persönlich ausprobierten, sind: *Biopharin* und *Soyamehl.* Speziell Biopharin eignet sich für alle Zwecke. Die Handhabung ist einfach. Gewöhnlichem Haushaltungsmehl (bzw. Weißmehl) wird 10% Biopharin zugesetzt. Die Mischung muß gründlich durchgeschüttelt werden und man kann sie in großen Behältern aufbewahren. So hat man garantiert für alle Verwendungszwecke ein küchentechnisch leicht zu verarbeitendes Mehl.

Es empfiehlt sich, das Biopharin nicht in zu großen Mengen zu kaufen, weil es, wie alle lebendigen Substanzen, rascher verderblich ist als das totgemahlene Weißmehl. Mit diesem angereicherten Mehl können sowohl Saucen, Teigwaren, Kuchen und andere Backwaren hergestellt werden, was für Leber-Gallenleidende wichtig ist, die dadurch ihren Kostplan ohne Gefahr der Versäuerung erweitern können.

Milch und Milchprodukte

Große Zurückhaltung ist bei Milch und Milchprodukten geboten. Erst bei fast völliger Genesung kann man sie in größerer Menge wieder zur Nahrung zuziehen. Sehr zu empfehlen hingegen ist der leichtverdauliche *Joghurt.*

Zur Verdauung von Joghurt braucht es siebenmal weniger Galle als zur Verdauung von gekochter Milch. Wenn auch Joghurt trotz richtiggestellter Ernährung nicht vertragen wird, müssen alle Milchprodukte weggelassen werden, bis durch eine längere Rohkostkur die Verträglichkeit von Joghurt geschaffen worden ist.

Rohe Milch ist nach Dr. Glück für Leber- und Gallenkranke am besten verträglich, wenn sie pro Deziliter mit 2—3 Eßlöffeln Mineralwasser verdünnt wird. Rohe Milch ist auf alle Fälle leichter verdaulich als gekochte Milch, welch letztere der Leber-Gallenkranke ganz zu meiden hat. Die Milch ist im allgemeinen kein Getränk für den Erwachsenen, weil sie erst im Magen gerinnt und durch die Abwesenheit der Labfermente lange Zeit zum Abbau braucht. Man sollte deshalb Joghurt und saure Milch bevorzugen. Zu Anfang wird die letztere vorsichtshalber abgerahmt.

Kondensmilch ungezuckert und sofortlösliche Trockenmilch (régilait) sind zu empfehlen für die Zubereitung von Birchermüesli. Sollte die Kondensmilch auch in dieser Form nicht vertragen werden, wird sie durch Joghurt ersetzt.

Joghurt-Quark ist zuträglicher als der gewöhnliche Quark, welcher oft Leber-Gallenpatienten zu Brotaufstrich und zu Schalenkartoffeln empfohlen wird.

Der Rahm. Der frische Rahm kann eine wertvolle Zusatznahrung sein nur für den chronischen Leber-Gallenpatienten, aber nicht in Form von eigentlichen Rahmspeisen, besonders nicht in Form von geschlagenem Rahm zu Süßspeisen. In dieser Form ist er für alle Patienten abzulehnen. Frischen, ungeschlagenen Rahm hingegen verwende man zur Bereitung von Rohsalaten aus Wurzelgemüsen (siehe Rezepte), zur Herstellung von angereicherten Obst- und Gemüsesäften, zur Verfeinerung von Obst und Gemüsen (Spinat und Karotten) und zur Anrichtung von Suppen und Saucen aber mit Maß und anfänglich besonders vorsichtig und erst bei beginnender Genesung. Vorher halte man sich an Joghurt.

Käse ist dem Leber-Gallenkranken ganz verboten. Erst nach der Genesung beginnt man mit mildem Weichkäse. Schärferen Käse darf man nur als Würze in gekochte Speisen geben.

Die Mandelmilch. Bei Fällen, wo der Arzt dem Leber-Gallenkranken jedes tierische Eiweiß verbietet, bringt *Mandelmilch* eine herrliche Hilfe. Sie wird hergestellt aus Mandelpüree, das mit Wasser verdünnt wird. Arzt und Diätetiker haben aber zuerst zu bestimmen, wann die Mandelmilch in den Kostplan des Leber-Gallenkranken aufgenommen werden darf. Die Mandelmilch darf nur mit abgekochtem Wasser verdünnt werden, niemals mit Kuhmilch oder gar Rahm, wie dies oft fälschlicherweise geschieht. Die Mandelmilch darf auch nicht mehr als 20%ig konzentriert sein (20 g Mandelpüree auf 80 g Wasser). Die Mandelmilch eignet sich speziell für Fälle, wo eine Gewichtsabnahme vermieden werden soll, anstelle des Blütentees zum Frühstück oder als Zwischenmahlzeit nachmittags; — sie sollte aber vom Leber-Gallenkranken nicht zur Nachtmahlzeit genommen werden.

Die Suppen

Die Suppen wurden in der Ernährung aller Patienten von jeher sehr geschätzt, aber, wie sich im Laufe der Zeit zeigte, stark überwertet. Selbstverständlich anerkennt man auch heute noch den Gesundheitswert einer gut zubereiteten und mit dem gesamten Diätplan richtig kombinierten Suppe. Doch die fast ausschließliche Ernährung mit Suppen und Breien entpuppte sich als großer Irrtum. Es wurden dabei zwei große Fehler begangen:

1. Die Suppen wurden immer eingangs der Mahlzeit serviert, wonach meist schon Sättigung eintrat (besonders bei Bettlägerigen). Dies hatte zur Folge, daß alle darauffolgende Nahrung schlecht ausgenutzt wurde.
2. Fast alle Suppen wurden mit Fleischbrühe oder Fleischextrakten zubereitet, welche durch ihren Gehalt von Purin, Kreatin und Kreatininstoffen stark versäuernd wirken und für jeden Patient abträglich sind. Ihre kurz aufpeitschende Wirkung wird durch ihren schlechten Einfluß auf den gesamten Stoffwechsel teuer bezahlt.

Sehr schwer Erkrankte bekamen oft reine Fleischbrühe, welche hie und da mit einem Ei legiert oder mit Teigwaren versehen wurde. In Deutschland heißt die Fleischbrühe Kraftbrühe, dies aber ganz zu Unrecht.

Die schädigende Wirkung, die die Fleischbrühe auf das Nervensystem ausübt, läßt sich vermeiden, und trotzdem können wir einen belebenden Effekt erzielen, wenn wir die Fleischbrühe durch eine Gemüsebrühe ersetzen. In dieser befinden sich die ätherischen Öle von Gemüsen und Gewürzkräutern, die die Verdauungssäfte ideal anregen. Wo nicht jeden Tag frische Gemüsebrühe hergestellt werden kann, empfiehlt es sich, vegetabile Pflanzenextrakte mit möglichst geringen Mengen von Kochsalz zuzuführen (z. B. Phag-Aroma mit oder ohne Kochsalz).

Der Leber-Gallenpatient halte sich möglichst an Gemüsesuppen, welche aus Frischgut hergestellt werden. Ferner an Kartoffelcreme-Suppen und eingeriebene Kartoffelsuppe (siehe Rezepte). Er meide anfänglich noch Getreidesuppen und ziehe diese erst bei weit fortgeschrittener Genesung zu.

Suppen sollen hauptsächlich im Winter Verwendung finden, im Sommer haben sie zugunsten von Frischobst und Rohgemüsen fast gänzlich zurückzutreten.

Die Fettstoffe

Der Leber-Gallenkranke muß seiner Fettstoffzufuhr größte Aufmerksamkeit schenken. Es ist völlig irrig, wenn man glaubt, ein Leber-Gallenkranker könne ganz ohne Fett auskommen. Selbstverständlich ist dies der Fall für kurze Zeit bei einem akuten Leiden. Handelt es sich aber um eine chronische Schwäche oder gar schon ein Leiden, muß dem Körper unbedingt Fett zugeführt werden. Dieses Fett muß aber ganz erster Qualität sein. Deshalb sind dem Kranken

verboten:

Gehärtete und stark raffinierte Fette (meist in Tafeln käuflich), billiges Speiseöl, welches heißgepreßt und oft soweit raffiniert ist, daß es schaden kann;
tierische Fette mit Ausnahme der Butter von gesunden Kühen.

Das leichtverdaulichste aller Öle ist das *kaltgepreßte Sonnenblumenöl,* das in den letzten Jahren für Gesunde und Kranke immer mehr verwendet wird. Es kann auch zur Salatbereitung genommen werden, abwechslungsweise mit andern Pflanzenölen wie Maiskeimöl, Distelöl, kaltgepreßtes Olivenöl. Auch fettgebackene Speisen, die der Leber-Gallenkranke erst nach weitgehender Besserung genießen darf, sind mit Sonnenblumenöl gebacken bedeutend leichter verdaulich als mit andern Fetten.

Sonnenblumenöl hat eine große Menge von Vitamin E und B, die E-Menge ist größer, die B-Menge etwas kleiner als beim Olivenöl. Außer der preislichen Differenz hat das Sonnenblumenöl vor dem Olivenöl noch den Vorteil des neutraleren Geschmackes.

Dr. Grandels Vitamin-Öl kann wegen seines Reichtums an Vitamin E und F und seiner biologischen Qualität sowie seines milden Geschmacks für die Diätküche bestens empfohlen werden.

Zum Backen, Dünsten usw. gibt es heute einige ausgezeichnete Diät-Kochfette, die keinen Härtungsprozeß durchmachten, geschmacklich neutral, nicht teuer und völlig vegetabil sind. Lassen Sie sich im Reformhaus beraten und konsultieren Sie die Empfehlungen im Kapitel 12 dieses Buches.

Frische Butter wird erst dem genesenden Patienten in kleineren Mengen erlaubt. Während der Krankheit aber ist es sehr zu empfehlen, statt Butter einen Pflanzenfett-Aufstrich wie Fondo-Fino, Nutola, Eden, u. ä. m. zu verwenden. Diese schmecken vorzüglich als Brotaufstrich und ersetzen die Butter auch zum Abschmelzen der Gemüse (nur zerlaufen lassen). Sie benötigen zur Verdauung viel weniger Galle als die Butter, ferner haben sie den Vorteil der längeren Haltbarkeit und des billigeren Preises. Sie eignen sich sehr gut zur Zubereitung von Kuchenteig und anderem Backwerk anstelle von frischer Butter.

Die Nüsse. In allen Arten Nüssen finden wir Fettstoffe erster Qualität (Lipoide = Edelfettstoffe). Aber nicht alle Leber-Gallenpatienten können Nüsse ohne weiteres vertragen. In diesem Falle nützt man die idealen Nußfette aus in Form von Mandelmilch. (Siehe bei Mandelmilch im Abschnitt Milch und Milchprodukte, Seite 64.)

Nüsse können zur Nährwertbereicherung über das Birchermüesli gestreut werden, gehören aber nicht unbedingt dazu, wie vielerorts oft geglaubt wird. Wenn die Nüsse in der geriebenen Form vom Leber-Gallenkranken nicht vertragen werden, ersetzt man sie im Birchermüesli durch einen Kaffeelöffel Mandelpüree.

Ideale Nußarten mit Edelfettstoffen zur Ergänzung an Rohkosttagen sind: Frische Mandeln, Haselnüsse, Baumnüsse, Paranüsse (stark vitamin-C-haltig), Pinienkerne, Kernels.

Gewarnt wird aber vor den Erdnüssen oder sog. Spanischen Nüssen, die wegen ihres großen Harnsäuregehaltes von allen Kranken gemieden werden sollten. Dies gilt auch für die Erdnußbutter, nicht aber für deren Öl.

Dr. Bircher-Benner stellte folgende Fettnormen für seine Kostform fest: Bei Roh- oder Heilkost 30—50 g, bei Schutz- oder Normalkost 50—60 g, jeweils pro Tag.

Diese Fettmengen haben volle Geltung für den chronisch Leber-Gallen-Erkrankten. Bei stärkerer Einschränkung der Fettstoffe (unter 30 g) auf längere Zeitdauer erleidet der Organismus Schaden, in erster Linie unser größtes Stoffwechselorgan: *die Haut.* Bei Leber-Gallenpatienten mit fettfreier Diät, die schon längere Zeit durchgeführt wurde, findet man im allgemeinen welke, schlaffe, weißlich-gelbe, ungesund erscheinende Haut. Aber nicht nur das schlechte Aussehen ist zu befürchten, sondern bei längerem Fettmangel treten Funktionsstörungen im Hautstoffwechsel sowie auch an andern Organen auf.

Es gibt also auch für den Leber-Gallenkranken ein Fettminimum. Man denke aber immer daran, daß für die Gesundheit und die Heilvorgänge nicht nur die Quantität, sondern in erster Linie die Qualität der Fettstoffe maßgebend ist.

Salz und Gewürze

Auch für den Leber-Gallenkranken muß das Kochsalz auf ein Minimum herabgesetzt werden. Oft hört man von salzfreier Diät. Praktisch gibt es aber eine solche gar nicht, sondern bloß eine *kochsalzfreie* Diät. Natürliche Salze, wie sie der Organismus benötigt (täglich ca. 2 g), finden wir selbst an strengen Rohkosttagen in den Gemüsen. Durch die Mineralsalze im Vollkornbrot können wir unseren Salzbedarf weiterhin decken. Selbst bei strengster Diät, wenn richtig nach Bircher-Benner durchgeführt, brauchen wir überhaupt kein Kochsalz. Nur aus geschmacklichen Gründen muß man hie und da kleine Konzessionen machen bei Patienten, die von früher her an eine scharfgewürzte Kost gewöhnt sind. In diesem Falle benütze man ein Diätsalz.

Zum Würzen aller gekochten Speisen und Suppen eignet sich eine pflanzliche Diätwürze wie Phag-Aroma (mit oder ohne Kochsalzgehalt).

Untersuchungen ergaben, daß in der sogenannten internationalen Hotelküche heute noch 25—30 g Kochsalz pro Person und Tag verwendet werden (Tagesbedarf ca. 2 g!). In der sogenannt gutbürgerlichen Küche verwendet man durchschnittlich 15—20 g. In der dem genesenden Stoffwechselpatienten angepaßten Übergangskost nach Dr. Bircher-Benner befinden sich etwa 5—8 g Salz, bestehend aus Diätsalz und den in Obst und Gemüse befindlichen natürlichen Salzen.

Der Rohkost wird gar kein Kochsalz zugesetzt, auch kein Diätsalz.

Um geschmacklich den Patienten zu befriedigen, bediene man sich auch der vielen Gewürzkräuter und der Nährhefe, die ebenfalls geschmacklich ein guter Ersatz für Kochsalz ist und auch in den meisten Fällen bei Leber- und Gallenleidenden Verwendung finden kann. Auch Diätsenf kann in gewissem Sinne, speziell bei der Zubereitung von Salatsaucen, das Kochsalz ersetzen.

Fermente

Viel zu wenig Beachtung schenkt man im allgemeinen bei der diätetischen Behandlung von Stoffwechselleiden den Fermenten. Erst in den letzten Jahrzehnten wurde deren Bedeutung neu entdeckt bzw. wieder erkannt. Schon im 17. Jahrhundert hatte ein Schüler des Paracelsus, van Helmont, diese entdeckt. Fermente bewirken die sogenannte Fermentation, d. h. die Gärungsprozesse. Fermente sind wie Katalysatoren zu betrachten; sie spalten die kompliziertesten organischen Verbindungen, ohne sich selbst zu verändern. Schon in kleinsten Mengen haben sie enorme Wirkung. Fermente sind sehr temperaturempfindlich. Sowohl Erhitzen wie Tiefkühlen zerstören sie. Am besten wirken sie bei ca. 37 Grad (Körperwärme). Fermente sind auch bekannt unter dem Namen »Enzyme«.

Verschiedene Fermentgruppen, die in einem gesunden Körper stets vorhanden sind, bewältigen die Aufgabe, Eiweiß, Fett und Zucker zu spalten. Aber nicht nur beim Abbau sind die Fermente wirksam: sie sind auch an der Umwandlung beteiligt.

Durch die Fermente werden die zerlegten Nährstoffe so vorbereitet, daß sie an die richtigen Stellen befördert werden können, wo sie die verbrauchten Stoffe ersetzen. Dort treten dann die Fixationsfermente in Aktion. — Auch außerhalb des menschlichen Körpers gibt es Umwandlungsfermente, z. B. in der Luft. Die bekanntesten sind die Milchsäurebakterien, die Essigbakterien und die Hefepilze. Es würde hier zu weit führen, alle Aufgaben der Fermente in den Ernährungsvorgängen zu beschreiben. Mehr darüber findet sich in meinem Buch »Essen und Wissen« (Rascher-Verlag).

Auch Dr. M. Bircher-Benner († 1939) erkannte die Wichtigkeit der Fermente und betonte, daß in einer Kost, wie er sie dem Genesenden empfahl, alle Fermente in genügender Menge vorhanden sind. Er erlebte aber die Entwicklung der Reform-Nahrungsmittel-Industrie nicht mehr mit, die es heute ermöglicht, dem kranken, durch Fermentmangel geschädigten Körper die Fermente in biologischer Form durch neuzeitliche Produkte wieder zuzuführen.

In den südlichen Ländern, wie Italien und Südfrankreich, spielen die Fermente in der volkstümlichen Heilweise längst eine bedeutende Rolle. Im nördlichen Europa wird diesem wichtigen Gebiet im Stoffwechselgeschehen erst seit kurzer Zeit Rechnung getragen. Man hat vergessen, daß unsere Ahnen eine viel fermentreichere Nahrung als wir heutigen genossen haben. Vor den moderenen Konservierungsarten wie Sterilisation, Massenkonserve, Tiefkühlung, die die Fermente weitgehend zerstören oder unwirksam machen, war das »Säuern« der Gemüse die landläufige Konservierungsmethode. Noch im letzten Jahrhundert wurden Bohnen, Erbsen, Blumenkohl, Sellerie und allerlei andere Gemüse eingesäuert. Heute kennen wir in unserer Volksnahrung eigentlich nur noch die Sauerkrautherstellung, wenn man auch in abgelegenen Hochtälern, wie z. B. im Wallis, noch Bäuerinnen findet, die ihr Gemüse einsäuern. Ausführlicheres darüber findet man in den Schriften von Dr. med. phil. Johannes Kuhl: »Schach dem Krebs« und »Das milchsaure Getreideschrot-Müsli als biologischer Strahlenschutz« (beide Humata Verlag).

Bei fast allen Leber-Gallenleiden kann man einen Fermentmangel bzw. eine Unordnung im Fermenthaushalt feststellen (Disfermentation). Sie sollten deshalb eine fermentreiche Nahrung haben; wo genügend Obst und Rohsalate verabreicht werden, ist diese gewährleistet. Sehr gute Dienste leisten die in letzter Zeit erhältlichen laktofermentierten Gemüsesäfte der Marken »Biotta« und »Eden«. Sie sollen vor oder zwischen den Mahlzeiten genommen werden. Nach dem Zweiten Weltkrieg kamen auch Apparate zur Herstellung eines einwandfreien Joghurts und vorzügliche Nährhefen (Phag, Hefex) als Zusatznahrung auf den Markt. Im Rahmen der Fermentwirkung wurde auch die Bedeutung des angekeimten Weizens erkannt, und die laktofermentierten Säfte (Biotta) setzten sich dank ihrer diätetischen und geschmacklichen Qualität durch. Besondere Verdienste bei der Erforschung und praktischen Anwendung der Fermentwirkung erwarb sich Dr. F. Grandel, Augsburg. In Erkenntnis der Wichtigkeit der Fermente für die Ernährung hat er in seiner Keimdiät GmbH. eine ganze Reihe von Produkten zur Bereicherung der verschiedenen Diäten herausgebracht und die Ergebnisse seiner Arbeit in Fachschriften publiziert.

Der Zucker

Eines der gefährlichsten Lebensmittelprodukte für den Leber-Gallenkranken ist der weiße Fabrikzucker; er ist ein dermaßen denaturiertes Produkt, daß er weit größere Schäden verursacht als bisher angenommen wurde.

Weißer Zucker soll vom Leber-Gallenpatienten *strengstens* gemieden werden. Man kann ihn bestens ersetzen durch den heute in allen Reformhäusern erhältlichen getrockneten, gereinigten und gemahlenen Staubrohrzucker, und dadurch ist die Zuckerfrage kein so großes Problem mehr wie früher, wo der grobe, feuchte Rohrzucker geschmacklich und auch küchentechnisch keineswegs den weißen Zucker ersetzen konnte.

Der Zucker ist für den Menschen, was das Benzin für das Automobil, nämlich der Betriebsstoff. Der Zucker wird aber nicht allein aus Zuckerrohr- oder Zuckerrüben-Produkten abgebaut, sondern auch aus allen stärkehaltigen Lebensmitteln (Mehle, Getreide, Kartoffeln). Diese wandeln sich durch das komplizierte Stoffwechselgeschehen in Blutzucker um, wobei der Leber eine Hauptaufgabe zufällt. Bei großen Anstrengungen oder Krankheitszuständen reduziert sich der Blutzuckergehalt oft derart rasch, daß man unbedingt nachhelfen muß. Früher benützten speziell die Sportler viel Schokolade, in der sie instinktiv den für sie nötigen Zuckerspender erfühlten. Doch ging es ziemlich langsam und es brauchte große Mengen, bis die gewünschte Wirkung eintrat. Diese wurde oft getrübt durch unangenehme Begleiterscheinungen wie Verstopfung oder gar Übelsein mit Erbrechen, weil der erschöpfte Körper mit den schwerverdaulichen, oft giftig wirkenden Substanzen des Kakaos nicht mehr fertig wurde. In diesen Fällen greift man heute zum:

Traubenzucker. Traubenzucker aber ist als Medikament zu bewerten. Es ist falsch, den Traubenzucker als Ersatz des weißen Zuckers zu betrachten. Bei täglicher Gewöhnung an diesen übrigens teuren Zucker verliert er seinen stark belebenden Effekt, welchen man bei akuten Schwächezuständen, Schocks und nach Operationen gerne ausnützt. Der Traubenzucker ist die einfachste und auch am leichtesten verwertbare Zuckerart, weil er schnell verbrannt wird und dadurch Energie liefert. Darauf fußt seine kraftspendende Wirkung. Da der Traubenzucker einem leicht zündbaren Stoff gleicht, so geht daraus hervor, daß man mit ihm nicht dauernd den Ofen (in diesem Falle den Körper!) heizen darf. Der Traubenzucker wird unserem Körper mehr als genug durch Pflanzen, Honig und leider auch als weißer Zucker einverleibt. Von der Natur ist dieses aber nur begrenzt erlaubt. Er soll nämlich durch Abbau aus der Stärke vom Organismus selbst hergestellt werden. Das bedeutet, daß der Körper den Traubenzucker aus dem Getreide und aus der Kartoffel selbst gewinnen soll. Macht er das nicht und führt er statt dessen den Traubenzucker von außen als Fertigware zu, so tritt eine von der Natur gewollte Funktion außer Kraft, was Stoffwechselkrankheiten zur Folge hat. Man darf also den Verwertungsapparat des Körpers nicht erschlaffen lassen ohne große

Nachteile. Ein gesunder Organismus hat seinen Traubenzucker aus der vollwertigen Nahrung zu bilden. Unsere Vorfahren hielten sich mit großem Nutzen daran: gesüßt wurde nur mäßig mit Honig und eingedicktem Zuckerrübensaft.

Honig

Der Bienenhonig ist ein natürlicher Zuckerspender und wertvoller Vitamin-E-Träger. Er ist aber ein sehr konzentriertes Nahrungsmittel, das der Leber-Gallenkranke oft nicht verträgt. Wenn man dennoch von seinen guten Eigenschaften profitieren will, verwende man den Honig nur verdünnt (statt Zucker in den Tee oder ins Birchermüesli oder zum Süßen von Joghurt). Keinesfalls aber mit weißen Brötchen und viel Butter!

Die Süßspeisen

Bis zur Genesung sollten Leber-Gallenkranke den Genuß von Süßspeisen möglichst einschränken. Die Früchte, die immer eingangs der Mahlzeit genossen werden, befriedigen das Verlangen nach Süßem vollständig. Die Zuckerstoffe des Obstes sind, im Gegensatz zu den üblichen Desserts, an andere wertvolle Stoffe gebunden, die dem Organismus helfen, die Zuckerstoffe auszunützen.

Früher waren in der Ernährung von Leber-Gallenpatienten Puddings und Cremen besonders beliebt. Doch sind dies große Säurespender. Auch das so sehr beliebte Apfelmus muß abgelehnt werden. Durch den Kochprozeß verliert der Apfel seine Eigenschaft als Vitaminspender und -sparer, und der versäuernde Zuckerzusatz macht das Mus für alle Patienten direkt schädlich.

Will man schon einmal Apfelmus geben, dann mit Staubrohrzucker gesüßt und mit geschlagenem Joghurt vermengt. Etwas geriebene Zitronenschale und frischer Zitronensaft heben Aroma und Gesundheitswert; aber auch dieses relativ gesunde Apfelmus kommt keineswegs auch nur in die Nähe des Wertes eines Birchermüesli aus Frischobst oder einer andern Frischobstspeise.

Wenn Süßspeisen erlaubt sind, halte man sich an natürliche, selbst hergestellte Desserts aus erstklassigem Nahrungsmaterial.

Vor Süßspeisen, zu deren Herstellung man viel Eier, Weißmehl, Zucker und Schokolade braucht, sei ausdrücklich gewarnt.

Süßspeisen sollen auch dem Gesunden nicht täglich geboten werden, geschweige denn dem Kranken; sie sind lediglich Konzessionen an den verwöhnten Geschmackssinn für Sonn- und Feiertage.

Die Getränke

Bei richtiger Zusammensetzung der Nahrung gibt es kein Getränkeproblem. Von der richtigen Zusammensetzung und dem richtigen Verhältnis der flüssigen und der festen Nahrung zueinander hängt unsere Gesundheit ab. Dieses gilt auch in hohem Maße für die Leber-Gallen-Patienten.

Der Leber-Gallen-Patient muß eine klare Vorstellung davon haben, daß er einen Entzündungsherd hat, wo sich allerlei Giftstoffe ansammeln. Zur Gesundung braucht er Ruhigstellung, Reinigung und Ausleitung. Alles dieses ist nicht möglich ohne Flüssigkeit (noch einfacher gesagt — Wasser!). Deshalb ist es besonders wichtig, als erstes öfter kleine Trinkmahlzeiten einzuhalten, auch wenn es nur ein paar Schlucke sind. Am besten in Form von vom Arzt verordneten entzündungshemmenden und galletreibenden Tees, deren es so viele gibt. Wie schon mehrmals erwähnt, muß alles gemieden werden, was die Ruhigstellung gefährdet und Gallenfluß benötigt. Solche Tees benötigen keine Galle, umspülen die entzündeten Stellen und leiten die Fremdstoffe aus. Je länger man das macht, um so besser. Kalte Getränke sind strengstens zu meiden und selbst das einfache klare Wasser muß noch eingespeichelt werden. Es ist klug, wenn der Patient sich »satt trinkt« und im Essen große Zurückhaltung übt. Die guten Heilerfolge wird er schon merken, wenn er nicht dem ewigen Zureden der verantwortungslosen Umgebung folgt und allzu früh zu essen anfängt. Das Nähere bestimmt der Arzt.

Der Durst wird durch die Frischkost gelöscht. Das reicht aber nicht aus: z. B. bei Fieberzuständen und auch sonst ist es notwendig, zusätzliche Getränke zu verabfolgen. Die Wahl derselben überlasse man dem Arzt oder Diätetiker. Immerhin sei gesagt, daß für wirklichen Durst *frisches Brunnenwasser* immer noch das Beste ist. Solches Wasser findet man aber leider höchst selten in den Diätvorschriften, und es muß leider gesagt werden, daß einwandfreies frisches Trinkwasser heutzutage zur Rarität zu werden droht. Hingegen gibt es überall vorzügliche Mineral- und Sprudelwasser mit und ohne Kohlensäuregehalt, z. B. Eptinger, das durch seinen Calziumgehalt entzündungswidrig wirkt. Für Leber-Gallen-Leidende besonders in Frage kommen auch die Bitterwasser.

Zur Abwechslung können diese Mineralwässer mit frischen Fruchtsäften gemischt werden. Weniger zu empfehlen sind die schon in der Fabrik gemischten Mineral-Fruchtwässer. In Fällen, wo chronische Verstopfung herrscht, ist sterilisierter Apfelsaft zu empfehlen, der aber bei Durchfällen gemieden werden muß.

Alkoholfreie Weine

Die Verträglichkeit von zusatzfreien Traubensäften (Grapillon) ist bei Leber-Gallenleiden sehr gut. Im allgemeinen ist auch hier zu empfehlen, diese Weine mit etwas Mineralwasser zu verdünnen.

Alle Getränke werden eingangs der Mahlzeit oder zwischen den Mahlzeiten besser vertragen als zu oder nach den Mahlzeiten. Getrennte Eß- und Trinkmahlzeiten einzuhalten, empfiehlt sich für alle, um so mehr für den Gallen-Patienten.

Cassis-Preiselbeer-Elixier

Cassis-Preiselbeer-Elixier enthält viel Bitterstoffe und kann Leber-Gallenleidenden speziell empfohlen werden (siehe Abschnitt über Bitterstoffe, Seite 30).

Es kann als Getränk, verdünnt mit Mineralwasser, genommen werden, aber wegen seiner verdauungs- und assimilationsfördernden Wirkung auch als Aperitif oder nach einer Mahlzeit.

Artischocken-Sirup

regt die Sekretion der Galle an und hat durch seine blutreinigende Wirkung nicht nur gute Wirkung bei Leberschäden, sondern fördert auch die Nierentätigkeit.

Kaffe, Schwarztee, Schokolade

sind Genußmittel, die eine anregende aber auch reizende Wirkung haben. Leber-Gallen-Patienten müssen damit vorsichtig umgehen. Es gibt Spezialkaffees, bei denen die Röst-Reizstoffe, die der Leber abträglich sind, eliminiert wurden. Sie sind auch weniger versäuernd. Mit Milch ergeben sie einen guten Milchkaffee. — Für Teetrinker gibt es auch teeinfreien Schwarztee.

Blüten-, Schalen-, Blätter- und Kernentee

Es steht eine große Auswahl davon zur Verfügung. Für den Leber-Gallenkranken ist speziell Hagebutten-Tee, aus Schalen und Kernen hergestellt, sehr zuträglich. Es ist aber wichtig zu wissen, daß in dem Tee nicht das durch den Kochprozeß weitgehend zerstörte Vitamin C der Hauptnutzen ist, sondern die pekinartigen Schleimsubstanzen aus den Kernen. Um diese aber richtig zu erhalten, muß der Tee entweder 2 Stunden kochen oder die Kerne mit Schalen müssen 12 Stunden in lauwarmem Wasser vorgeweicht werden, um nachher 20 Minuten zu kochen. Dadurch wird der Hagebutten-Tee leicht trübe. Ist er dies aber nicht, so kann er den gewünschten Effekt auf Leber und Galle nicht ausüben.

VIII. Chronische Verstopfung

Die chronische Verstopfung ist meistens ein Vorstadium für Leber- und Gallenleiden. Deshalb muß ihr auch in dieser Schrift ein besonderes Kapitel gewidmet werden. Man kennt heute die Gefahr der chronischen Verstopfung. Deshalb wird sie energisch, aber meistens falsch bekämpft.

Viel zu wenig Beachtung wird der oft schon im jugendlichen Alter auftretenden Stuhlgangverstopfung geschenkt. Diese ist ein sicheres Zeichen, genau so wie Temperaturerhöhung, daß im Organismus etwas nicht stimmt. Viel zu leichtsinnig läßt man dieses erste warnende Anzeichen für eine kommende Stoffwechselkrankheit unbeachtet. Erst wenn weitere Beschwerden dazu kommen (Blähungen, Aufstoßen, Bauchschmerzen, Reizungen des Nervensystems, Kopfweh, Migräneanfälle usw.) versucht man, etwas gegen die chronische Verstopfung zu tun. Aber was tut man? Werfen wir nur einmal einen Blick auf die Inseratenseiten der üblichen Tageszeitungen, wo unendlich viel Reklame gemacht wird für »unschädliche, sicherwirkende Abführmittel«. Dies ist keine Hilfe und schon gar keine Heilung! Es bedeutet höchstens dasselbe wie für den Lahmen die Krücke. Selbst wenn er an der Krücke geht, ist er dennoch lahm! Langer Gebrauch von unzweckmäßigen Abführmitteln führt unweigerlich zu einem schweren Stoffwechselleiden. Dabei wäre es so einfach, eine chronische Verstopfung durch Ernährungsumstellung zu beseitigen! Man muß wissen, daß das erste Erfordernis bei der Ernährung für dieses Leiden eine *basenüberschüssige Kost* ist. Basenüberschüssige Kost verursacht im Darm in erster Linie Gärungsvorgänge, während eine säureüberschüssige Kost fäulniserzeugend wirkt. Letztere aber kann auf den ganzen Organismus stark vergiftend wirken, was bei der gärungsbildenden Kost bedeutend weniger gefährlich ist. (Siehe Säuren-Basen-Tabelle, Seite 84.)

Auch muß jedem an Verstopfung leidenden Menschen eine *zellulosereiche* Nahrung geboten werden, weil die Zellulose hilft, die Peristaltik des Darmes anzuregen.

Dies ist die einzige natürliche Art, die Verstopfung zu beheben, d. h. nicht nur wie bei Abführmitteln gelegentliche Entleerungen herbeizuführen, sondern den Darm zu seiner normalen Arbeit zurückzubringen. Ein großer Fehler, der bei der Nahrung gegen Verstopfung oft gemacht wird, ist die Verabreichung von Säftenahrung, weil ausgepreßte Säfte von Trauben, Orangen, Grapefruits, Karotten, Tomaten und anderen Früchten und Gemüsen verstopfend und austrocknend auf den Darm wirken. Es müssen also die ganzen Früchte, Äpfel, Birnen und Trauben mit Schalen oder Haut und Kernen verabfolgt werden, denn gerade diese regen den Darm zu einer normalen Tätigkeit an. Ist das Obst nicht bekömmlich in Naturform, so kann man es trotzdem samt seiner ganzen Zellulose verabreichen, indem man es in einem Mixer zu ganz feinem Brei zerschlägt.

Je nach Grad der Verstopfung und nach Alter des Patienten muß man nach berichtigter Ernährung bis zur völligen Heilung die Arbeit des Darmes durch physikalische Therapie, Bewegung, eventuell durch Massage und mehr oder weniger strenge Kostform fördern.

Die Anleitung für Rohkosttage bei chronischer Verstopfung (Seite 89) ist so zusammengestellt, daß der Organismus alle nötigen Aufbaustoffe, Betriebsstoffe und Spurenstoffe erhält, die ein einwandfreies Funktionieren des Organismus gewährleisten. Es ist also nicht zu fürchten, daß irgendeine Mangelerscheinung auftreten könnte, selbst bei längerer Durchführung nach diesem Diätschema.

Bei strenger Arbeit und großem Hunger können Obst und Nüsse und die Salatportionen erhöht werden; auch kann bei anstrengender körperlicher Tätigkeit Vollkornbrot zugestanden werden.

Nach langjähriger Erfahrung darf gesagt werden, daß bei richtiger Durchführung kein Fall von Darmträgheit nicht geheilt bzw. weitgehend gebessert werden kann. Nur wo geschwürartige Bildungen dem Darm seine Arbeit unmöglich machen, muß eventuell chirurgisch eingegriffen werden. Es ist auch bekannt, daß viele Fälle von Verstopfung in engem Zusammenhang mit der seelischen Verfassung des Patienten stehen. So weiß man auch, daß bei großer Angst oft das Gegenteil von Verstopfung plötzlich auftritt. Aber sogar in diesen Fällen hat die Rohkost eine regulierende Wirkung.

Wenn diese Rohkost konsequent durchgeführt wird, ist in jedem mir bekannten Fall nach drei, spätestens fünf Tagen spontaner Stuhlgang eingetreten. Erst wenn in 4—5 aufeinanderfolgenden Tagen dies der Fall ist (1—2mal täglich), dürfen langsam Zulagen gegeben werden, um dann über die Übergangskost zur Bircher-Normalkost zu schreiten.

Wichtig

Bei Beginn der Umstellungsdiät für chronische Verstopfung muß *unbedingt* dafür gesorgt werden, daß alte Speiseresten von Fleisch, Eiern und anderer säurenüberschüssiger Kost ausgeschieden sind. Dies erreicht man durch ein Diätetikum wie *Sonomalt* (Phag) oder Feigenwürfel (in Reformhäusern erhältlich) oder indem man nach ärztlicher Vorschrift eine Darmspülung oder ein Darmbad macht. In den meisten, selbst hartnäckigsten Fällen aber genügen die Würfel. Diese müssen aber während der Rohkosttage weggelassen und nötigenfalls durch vermehrte Abgabe von Feigenmilch ersetzt werden. (Rezept Seite 98.)

Wenn die obenstehenden Anweisungen für die Bekämpfung der chronischen Verstopfung wegen fortgeschrittenen Störungen von Leber- und Gallenleiden nicht mehr durchgeführt werden können, wende man sich unverzüglich an einen ernährungskundigen Arzt oder einen Diätetiker.

IX. Das Säuren-Basen-Gleichgewicht

Die zwei Hauptforderungen, die die menschliche Nahrung erfüllen muß, sind:

1. Die Nahrung muß alle Stoffe in genügender Menge enthalten, die der menschliche Organismus zum Aufbau und zur Erhaltung benötigt.

2. Die Nahrung muß aber so zusammengesetzt sein, daß der Organismus in der Lage ist, die Nahrungsbaustoffe zu verwerten und Überschüsse und Abbaustoffe auszuscheiden.

Diese zweite Forderung kann die Nahrung nur erfüllen, wenn sie entweder basenüberschüssig oder im sogenannten Säuren-Basen-Gleichgewicht ist. Es würde hier zu weit führen, die komplizierten Stoffwechselvorgänge zu erklären. Wer Näheres darüber wissen will, orientiere sich in meinem in Neuauflage erschienenen Büchlein: »Wie ernähre ich mich richtig im Säuren-Basen-Gleichgewicht« (Humata Verlag). Auch für den Leber-Gallenleidenden ist es wichtig zu wissen, daß die Birchersche Rohkost bzw. Heilkost stark basenüberschüssig ist. Die Bircher-Normal- und Schutzkost ist basenüberschüssig und auch bei Festtagessen im sogenannten Säuren-Basen-Gleichgewicht.

Die folgende Tabelle ist ein Wegweiser bei der Nahrungswahl aller Patienten. Bei jedem organischen Leiden sollten die Basenspender die Hauptnahrung bilden und alle Säurespender und -bildner bei ganz strenger Diät weggelassen und später nur in bescheidener Menge herangezogen werden.

Säuren-Basen-Tabelle

Die wichtigsten *Basenspender* und -bildner sind:

Obst
Frische Obstsäfte
Blattgemüse, Wurzelgemüse
Gemüsefrüchte, Stengelgemüse (außer Spargel)
Kartoffeln
Kastanien
Rohe Milch
Kondensmilch ungezuckert
Entrahmte Trockenmilch
Joghurt
Soya-Produkte
Gemüsebrühe
Frische Nüsse
Olivenöl kalt gepreßt nicht raffiniert
Sonnenblumenöl kalt gepreßt
andere Pflanzenöle

Die wichtigsten *Säurespender* und -bildner sind:

Weißer Zucker
Weißmehl und dessen Produkte
Weißbrot, Zwieback, Feingebäck
Teigwaren, Weizengrieß
Öle und Fette, wenn gehärtet oder raffiniert
Fleisch, Fisch, Geflügel
Wild, Wurst
Milken (Milz), Hirn, Leber, Nieren
Eier (speziell Eiweiß)
Käse (scharfer mehr als milder)
Hülsenfrüchte (ausgenommen Soya)
Getreidespeisen (gewöhnliche)
Spargel, Artischocken
Rosenkohl
Erdnüsse (nicht deren Öl)
Genußmittel: Schwarztee, Bohnenkaffee, Schokolade, Alkohol, Fleischbrühe

Im ungefähren *Säuren-Basen-Gleichgewicht* stehen:

Vollgetreide, Vollreis, Vollweizen, Vollkornmehl, Vollroggen, Vollgerste, Hirse und Hirseprodukte, Getreideflocken, Vollkornbrot, Biopan, Knäckebrot, Vollkorn-Biskuits und -Zwieback, Oliven- und Sonnenblumenöl (gewöhnliches), grüne Schalenbohnen, frische Butter, gezuckerte Kondensmilch.

Basenüberschüssige Zusatznahrung:

Weizenkeime, Nährhefe, Soyaprodukte, Sesamsamenprodukte, Sanddornextrakte, Mandelpüree, ungehärtete Pflanzenfette, Phag-Sandwichcreme u. ä. m.

X. Verschiedene Diätpläne bei Leber-Gallenleiden

Folgende Zusammenstellung soll lediglich zeigen, nach welcher Richtlinie die verschiedenen Formen von Leber- und Gallenleiden diätetisch behandelt werden können. Alle einzelnen Gerichte können durch andere nährwertähnliche Rohmaterialien (Früchte, Gemüse, Kartoffel-, Getreidespeisen, Nüsse, Milchprodukte usw.) ersetzt bzw. variiert werden.

Rohsäftetag für korpulente Leber-Gallenpatienten

wo eine Gewichtsabnahme erzielt werden soll:

Frühstück:

1. 2 dl Orangensaft
2. 1—2 mittelgroße über der Bircherraffel geriebene Äpfel ohne Zusatz

Mittags:

1. 2 dl Grapefruitsaft
2. 2 dl Karottensaft

16 Uhr:

1 geriebener Apfel

Abends:

1. 2 dl Orangen-Grapefruitsaft gemischt
2. 2 dl Mandelmilch oder 100 g Joghurt mit Staubrohrzucker

Besondere Bemerkung: Wenn nicht Bettruhe eingehalten werden kann, was bei strengem Fasten immer das Günstigste ist, kann man um 16 Uhr zum geriebenen Apfel nochmals 1—2 dl reinen Fruchtsaft verabreichen.

Rohsäftetag für magere Patienten

wo eine Gewichtszunahme erwünscht ist

Frühstück:

1. 2 dl Orangensaft
2. 2 dl Mandelmilch, gesüßt mit Staubrohrzucker oder einem Kaffeelöffel gezuckerter Kondensmilch

Mittags:

1. 2 dl Fruchtsaft je nach Saison (evtl. Beeren-Brei)
2. 1 dl angereicherter Tomatensaft
3. 1 dl Sellerie-Rettichsaft gemischt und angereichert (Siehe angereicherte Säfte, Seite 103)

Abends:

1. Flüssiges Birchermüesli (200—250 g), vorzugsweise aus Äpfeln, im Sommer 50 g Äpfel, 150 g Beeren
2. 1—2 dl Orangensaft, im Sommer auch Johannisbeersaft, im Herbst Traubensaft

Besondere Bemerkungen: Möglichst strenge Bettruhe bewahren! Patienten mit chronischer Verstopfung dürfen keine Säftetage durchführen, siehe Abschnitt über chronische Verstopfung (S. 79).

Rohkosttage für Leber-Gallenleidende

Frühstück:

1. 200 g Birchermüesli, für Korpulente mit Joghurt, für Magere mit Mandelmilch oder Kondensmilch zubereitet. Mit Vorzug aus Äpfeln, im Sommer aus Beeren, wenn diese zu kernreich, durch Drahtsieb passieren (z. B. Brombeeren, Johannisbeeren, Himbeeren)
2. Blütentee mit Staubrohrzucker (bestgeeignet Hagebutten oder Hagebutten mit Karkade)

Mittags:

1. 200 g frische Früchte (siehe Abschnitt Obst)
2. Rohkostplatte: Kopfsalat, Tomatensalat, Blumenkohl-Rohsalat oder: Gartenkresse, Radieschen, Karotten
oder: Endivien, Sellerie, Randen

16 Uhr:
2 dl Joghurt oder Mandelmilch. Joghurt und Mandelmilch können nach Wunsch mit frischen Fruchtsäften aromatisiert werden. Zur Abwechslung auch mit Holundersirup.

Abends:
1. 250 g Birchermüesli (mit andern Früchten variiert als morgens). Dazu 20—30 g Pinienkerne, evtl. gerieben
2. Blütentee nach freier Wahl, mit Staubrohrzucker gesüßt

Die hier angegebenen Mengen zeigen lediglich ein annäherndes Schema. Der Leber-Gallepatient möge daraus nicht die Verpflichtung entnehmen, zwecks seiner Gesundung gerade diese Mengen zu verzehren. Je vorsichtiger er mit der Menge des ihm Erlaubten umgeht, um so eher kann er mit einer Befreiung von seinem Leiden rechnen.

Rohkosttag bei chronischer Verstopfung

Frühstück:
1. 250 g Apfelmüesli mit Zusatz eines Eßlöffels Leinsamen (Semenlini)
2. 50 g Nußkerne nach Wahl
   3—4 entsteinte Kurpflaumen
3. Pfefferminz- oder Hagebutten-Karkade-Tee

Mittags:
1. 200 g zellulosereiche Früchte (Äpfel und Birnen mit Kerngehäuse und Schale essen; sehr zu empfehlen sind im Sommer Johannisbeeren, Stachelbeeren, Brombeeren; im Herbst Trauben mit Haut und Kernen)
   30—50 g Nußkerne
2. Rohkostplatte: Kopf- oder Endivien- oder Nüßlersalat (Rapunzel), dazu Sellerie- oder Rettich- oder Karottensalat und Tomaten- oder Gurken- oder Zucchettisalat.
   Wenn keine Gemüsefrüchte vorhanden sind, Blumenkohl, Schwarzwurzeln oder Krautstiele.

Besondere Bemerkung: In den ersten Tagen der Ernährungsumstellung beschränke man sich auf die obgenannten Salatsorten. Hat man nach einigen Tagen eine regelmäßige Darmtätigkeit erreicht, fügt man die in roher Form sehr günstigen zellulosereichen Kohlarten bei, immer in Salatform mit einer zweckmäßigen Sauce zubereitet (siehe Rezepte), Grünkohl, Weißkraut, Rotkraut, chinesischer Kohl; ferner auch ganz feingeschnittener Lauch, Spinat und Mangoldblätter, Stangensellerie, Kohlrabi, Meerrettich und alle andern Retticharten, auch Fenchel- und Zichoriensalat. Im Frühling vergesse man den für die Verdauungssäfte sehr wichtigen Löwenzahnsalat nicht.

Abends:

1. Birchermüesli wie zum Frühstück (mit andern Fruchtzusätzen den Geschmack variieren)
   50 g Nußkerne (Paranüsse und Kernels nicht vergessen!)
2. 200 g zellulosereiches Obst, das aber nach Wunsch auch durch die gleiche Menge Rohsalate ersetzt werden kann
3. Blütentee nach Wahl
4. Vor dem Schlafengehen, frühestens aber 2 Stunden nach der Abendmahlzeit, Feigenmilch (Seite 84). Diese Feigenmilch kann bei sehr starker Verstopfung auch noch einmal morgens, zirka 1 Stunde vor dem Mittagessen eingefügt werden. Bei beginnender normaler Darmtätigkeit wird die Feigenmilch weggelassen, um bei der geringsten Verstopfung sofort wieder eingeschaltet zu werden.

Rohkost mit Zulagen

Frühstück:

1. Birchermüesli
2. Vollkornbrot mit Pflanzenfett
3. Blütentee
   Es dürfen auch frische Früchte und 20 g Nußkerne dazu serviert werden (Nüsse speziell bei Verstopfung).

Mittags:

1. Frische Früchte
2. Rohsalatplatte wie bei Rohkosttagen
3. Zulage: geschwellte Kartoffeln, Kartoffelschnee oder trockener Reis

16 Uhr:

1 Glas Mandelmilch oder Joghurt, Knäckebrot mit Pflanzenfett (bei Verstopfung auch Vollkornbrot).

Abends:

1. Wie Frühstück
   Zulagen: Knäckebrot oder Vollkornbrot mit Phag-Creme-Sandwich oder mit Rohkost belegte Brote.

Besondere Bemerkung: Im Herbst ist als Zwischenverpflegung frischgepreßter Traubensaft sehr zu empfehlen; im Dezember die noch viel zu wenig bekannten Kakis; im Sommer Beeren mit Joghurt. Bei empfindlichen Patienten die Beeren passieren und ohne Kerne und Häute verwenden.

Die Übergangskost

Frühstück:

1. Birchermüesli oder Früchtejoghurt mit Staubrohrzucker
2. Vollkornbrot mit Pflanzenfett (oder Butter)
3. Blütentee (bei Verstopfung Nußkerne nicht vergessen)

Mittags:

1. Frische Früchte (im Winter kann auch Dörrobst beigegeben werden)
2. Gemüsebrühe, Frischgemüsesuppe oder Getreidecremesuppe
3. Kleine Rohkostplatte (z. B. Kopfsalat, Tomaten, Sellerie)
4. Gedämpfter Spinat, Bouillonkartoffeln und 2 Phagschnitten

16 Uhr:

1 Glas Soyamalt mit Mandelmilch, Knäckebrot, Zwieback oder Vollkornbrot mit neuzeitlich hergestellter Konfitüre

Abends:

1. Wie Frühstück (wurde morgens Müesli genommen, ist am Abend Joghurt empfehlenswert und umgekehrt)
2. *Im Sommer:* mit Rohsalat oder mit Tartex belegtes Vollkornbrot oder Quarkkartoffeln mit Salat oder Pellkartoffeln mit Joghurt-Kräuterkäse oder Weichkäse (keine scharfen Käse)
   Im Winter: Gemüse- oder Getreidesuppen oder gedünstetes Gemüse mit Vollreis oder Kartoffeln

Besondere Bemerkungen: In allen obgenannten Kostformen muß unbedingt darauf gesehen werden, daß keine Säurenspender oder -bildner Verwendung finden (siehe Säuren-Basen-Tabelle). Erst wenn man nach der Genesung zur Bircher-Vollkost oder Normalkost übergehen darf, werden diese langsam in den Kostplan aufgenommen.

XI. Rezepte für Leber-Gallenleidende

Birchermüesli

Original-Birchermüesli

Grundsauce
Zutaten: 1 reichlicher Eßlöffel gezuckerte Kondensmilch (30 bis 40 g), 1 gestrichener Eßlöffel schnellweichende Haferflocken (8—10 g), 1 Eßlöffel Zitronensaft, bei faden Obstarten ein Eßlöffel geriebene Zitronenschale, je nach Obstart Wasser- oder rohe Milchzugabe, evtl. auch Joghurt.
Obst: 2—3 mittelgroße Äpfel.

Alle Zutaten außer Obst gut mischen, bei Apfelmüesli im Herbst 3, gegen den Frühling 4—5 Eßlöffel Wasser beifügen.* Äpfel abreiben, Fliege und Stiel entfernen. Mit Schale und Kerngehäuse unter kräftigem Druck direkt in die Sauce reiben, Reibpausen einschalten, um das Apfelfleisch mit der Sauce sofort gründlich zu vermischen, um ein Verfärben und dadurch eine Nährwertsverminderung zu vermeiden. Sofort servieren. Resten können nicht aufbewahrt werden. Das Apfelmüesli muß schneeweiß sein.
Besondere Bemerkungen: Je nach Saison lassen sich andere Früchte verwenden: Erdbeeren, Heidelbeeren, Himbeeren, Johannisbeeren, Kirschen, Aprikosen, Pfirsiche, Zwetschgen, Kaki, Bananen. Am vollwertigsten werden diese, wenn man 100 g

* Statt Wasser kann auch entsprechend Fruchtsaft, mit Vorzug Orangensaft, beigefügt werden. Durch Beigabe von etwas Zitronen- oder Orangenschale wird das Aroma erhöht. Die Bitterstoffe der Schalen sind günstig für Leber-Gallenpatienten.

Obst, je nach Saison, verwendet und dazu noch einen kleinen Apfel hineinreibt (ca. 50 g). Der Apfel erhöht das Aroma und die Verdaulichkeit und reguliert die Darmtätigkeit. Je nach Fall und Wunsch kann auch die Grundsauce verändert werden. Für Leber-Gallenleidende eignen sich speziell folgende Variationen:

Joghurt-Sauce

Zutaten: 100 g Joghurt, 1 Eßlöffel Staubrohrzucker oder 1 Kaffeelöffel Honig, 1 schwacher Eßlöffel Zitronensaft, Flocken oder Weizenkeime nach Wahl (8—10 g).

Alles mischen, Apfel zuletzt hineinreiben (siehe oben).

Mandelmilch-Sauce

Zutaten: 25—30 g Mandelpüree, 6 Eßlöffel Wasser, je nach Obstarten mehr, 1 schwacher Eßlöffel Staubrohrzucker, 1 Eßlöffel Zitronensaft, Flocken oder Weizenkeime nach Wahl (8 bis 10 g).

Das Mandelpüree wird mit dem Wasser (bei schwerkranken Patienten mit abgekochtem, auf Trinktemperatur abgekühltem Wasser) mit einem Schneebesen langsam angerührt, bis das ganze Wasserquantum beigegeben ist. Die andern Zutaten beimischen.

Joghurt-Mandelmilch-Sauce

Für Leber-Gallenleidende ist auch zu empfehlen, $1/2$ Joghurt, $1/2$ Mandelmilch zu mischen.

Angaben für verschiedene Obstmüesli

Beerenmüesli

100—150 g Beeren zerdrücken (für Schwerkranke durch ein Sieb passieren, daß Kerne und grobe Häute zurückbleiben). Mit einer der oben beschriebenen Saucen mischen. Zum Schluß einen kleinen Apfel hineinreiben. Dies ist nicht unbedingt nötig, erhöht aber Aroma, Nährwert und die Verdaulichkeit des Müeslis. Dies gilt auch für alle folgenden Obstvariationen.

Pfirsichmüesli

Weiche, reife Früchte: Haut abziehen, mit Gabel zerdrücken der Sauce beimischen. Bei härteren Früchten: halbieren, mit der

Schnittfläche nach unten über der Bircherraffel in die Sauce reiben. Häute bleiben von selbst zurück.

Aprikosenmüesli:

Wie Pfirsichmüesli.

Bananenmüesli

Die Bananen nicht überwerten und nur ganz reife Früchte verwenden. Bananen zerdrücken, mit Vorteil mit Orangensaft anreichern, bei Schwerkranken mit *geschälten*, geriebenen Äpfeln mischen und bei diesen auch Joghurt-Sauce vorziehen.

Kakimüesli

Früchte halbieren, Fruchtfleisch mit Löffel herausnehmen, mit Sauce mischen, wenn Mixer vorhanden, im Mixer mit den Häuten zerschlagen. Die Kaki sind reich an Vitamin A und C und natürlichem Jod. Sehr empfehlenswert!

Apfel-Kakimüesli

Gleich wie Kakimüesli, aber gleichviel Apfelfleisch wie Kaki am Schluß hineinreiben.

Bananen-Kakimüesli

Auch die Mischung 1/2 Bananen, 1/2 Kakifleisch ist sehr zu empfehlen. Andere Obstarten sind für Leber-Gallenpatienten weniger günstig.

Dörrobst-Müesli

Bei Frischobstmangel kann man sich erstklassigen, ungeschwefelten Dörrobstes bedienen. Dieses muß zuerst gründlich unter fließendem Wasser gewaschen werden, dann in eine Schale einlegen, mit Wasser bedecken und 24 Stunden stehenlassen. Dann durch Passevite (Passiersieb)treiben oder im Mixer zerschlagen, dazu das ganze Einweichwasser verwenden. 75—80 g Dörrobst plus Einweichwasser ergeben das richtige Quantum für eine Portion. Bestgeeignet dazu sind: Dörrpfirsiche, Dörraprikosen, Kurpflaumen, bei absolutem Apfelmangel auch Dörräpfel.
Mit irgendeiner der obigen Saucen mischen, wenn möglich einen Frischapfel hineinreiben.

Birchermüesli für Leber-Gallenleidende mit chronischer Verstopfung

Im Anfangsstadium eines Leber-Gallenleidens herrscht oft chronische Verstopfung. Solange noch grobe Zellulose ertragen wird, ist es am besten, einem der oben erwähnten Birchermüesli uneingeweichtes, grobgeschnittenes Dörrobst zuzufügen. Man kann auch gutgewachsene Sultaninen oder Rosinen beimischen. Erträgt der Patient diese Zellulose nicht mehr, fügt man dem eingeweichten Dörrobstmüesli einen Eßlöffel Semenlini (Leinsaat) bei.

Getreidezugaben zum Birchermüesli

Wenn bei den obigen Rezepten keine Getreidezugaben zum Birchermüesli erwähnt sind, ist der Grund, weil Leber-Gallenkranke sehr oft Birchermüesli nicht ertragen, wenn man ihm Getreide in roher Form beifügt. Es ist deshalb anzuraten, anfänglich das Müesli ohne Getreidezusatz zu nehmen und erst etwa 8—10 Tage nach der Ernährungsumstellung mit Getreidezusätzen zu beginnen. Auch dürfen diese nie 8—10 g übersteigen. Bei konzentrierten Getreidezusatzarten wie: Weizenkeime, Sesamsamen, sogar nur 5 g (1 Kaffeelöffel voll). Weizenkeime und Sesamsamen werden in die Sauce gegeben, während andere Getreidezusätze nur über das fertige Müesli gestreut werden. Dazu eignen sich in erster Linie für den Leber-Gallenkranken: Hirseflocken, Granoseflocken, Soyaflocken, Getreideflocken-Mischung.

Abschließendes über das Birchermüesli:

Müesli nie stehen lassen oder gar aufbewahren!

Nie über 30° erwärmen, da sonst die wertvollen Vitamine alle zerstört werden. Nicht im Wasserbad temperieren, sondern wenn nötig mit lauwarmem Wasser zubereiten (nur im Winter).

Die Feigenmilch

3—4 möglichst dünnhäutige, getrocknete Feigen unter fließendem Wasser gründlich waschen, halbieren, in eine Tasse legen, mit roher Milch bedecken. Wo keine einwandfreie Milch erhältlich ist, nimmt man Vorzugsmilch oder sofortlösliche Trockenmilch oder auch mit dem Schneebesen verrührten Joghurt. 24 Stunden stehen lassen. Vor dem Schlafengehen, frühestens $1^1/_2$ Stunden nach der Nachtmahlzeit die Feigen essen (gut kauen) und die ganze Einweichmilch dazu trinken. Wenn ein elektrischer Mixer vorhanden ist, kann die Feigenmilch auch darin zubereitet werden und braucht man sie nicht stehen zu lassen. Widersteht einem die Feigenmilch, weil sie zu süßlich ist, können ein paar Tropfen frischgepreßter Zitronensaft kurz vor dem Einnehmen dazugegeben werden. Wenn zweimal täglich Feigenmilch gebraucht wird, muß man zwei Schalen ansetzen, denn eine Einweichzeit von nur 12 Stunden ist zu kurz.

Diese Feigenmilch wird von allen an Verstopfung leidenden Leber-Gallenpatienten gut vertragen, vorausgesetzt, daß ihre ganze Ernährung den Prinzipien dieses Büchleins entspricht. Selbstverständlich muß man dem Organismus 3—4 Tage Zeit lassen, denn es ist kein chemisches Abführmittel, das innerhalb 24 Stunden wirken kann.

Joghurt-Speisen

Beeren-Joghurt

Zutaten: 100 g Joghurt, 100 g Beeren, 1 Eßlöffel Staubrohrzucker, bei Verträglichkeit 1 Kaffeelöffel Honig.

Joghurt mit Schneebesen schlagen, mit Zucker mischen, Beeren beifügen.

An Verstopfung leidende Patienten sollen die Beeren mit den Kernen verwenden, bei sehr empfindlichen Patienten hingegen passiere man kernreiche Beeren, wie Johannisbeeren, Brombeeren, Himbeeren, durch ein grobes Sieb und verwende den kernenlosen Fruchtbrei.

Ein paar Tropfen Zitronensaft erhöhen die aromatische Wirkung und den Vitamin-C-Gehalt der Beerenspeisen.

Kirschen-Joghurt

Zutaten: 100 g Joghurt, 100 g Kirschen, 1 Eßlöffel Staubrohrzucker oder 1 Kaffeelöffel Honig.

Joghurt schlagen, süßen, die entsteinten Kirschen beigeben (evtl. durch Sieb passieren).
Dunkle Kirschen vorziehen, weil sie viel saftiger sind und viel mehr Vitamin A enthalten.

Aprikosen- oder Pfirsich-Joghurt

Zutaten: 100 g Joghurt, 100 g entsteinte Aprikosen oder Pfirsiche, Rohrzucker oder Honig.

Joghurt schlagen und süßen, weiche Früchte mit Gabel zerdrükken, festere mit rostfreiem Messer in ganz feine Scheiben schneiden oder über der Bircherraffel reiben. Ein paar Tropfen Zitronensaft erhöhen das Aroma.

Orangen-Joghurt

Zutaten: 100 g Joghurt, 1—2 Orangen, Rohrzucker oder Honig, je nach Süßigkeit der Früchte.

Orangen schälen, weiße Häutchen sorgfältig entfernen, Orangen mit scharfem Messer würfeln und dem Joghurt beigeben.
Blutorangen haben bedeutend mehr Vitamin A als Blondorangen und eignen sich deshalb für die Krankenkost besser.

Mandarinen- und Grapefruit-Joghurt

Gleiche Zubereitung wie bei Orangen-Joghurt, bei Grapefruit-Joghurt mehr Süßstoffe.

Bananen-Joghurt

Zutaten: 100 g Joghurt, 100 g ganz reifes Bananenfleisch, Saft einer halben Zitrone, 1 Eßlöffel Staubrohrzucker oder Honig.

Joghurt schlagen, Zucker und Zitronensaft beigeben, Banane mit Gabel zerdrücken, beifügen, mit ein paar Bananenscheiben garnieren.
Bananen werden im allgemeinen überwertet. Sie haben viel unausgereifte Zuckerstoffe und sind deshalb oft für Leber- und Gallenpatienten nicht zuträglich. In der Form von Bananen-Joghurt sind sie am leichtesten verdaulich.

Kaki-Joghurt

Zutaten: 100 g Joghurt, 1 vollreifer Kaki, 1 Eßlöffel Zitronensaft, Staubrohrzucker oder Honig nach Bedarf.
Kaki entzweischneiden, mit Löffel aushöhlen, das weiche Kakimus mit Zucker und Zitronensaft mischen und den mit Schneebesen geschlagene Joghurt beifügen.
Wenn Mixer vorhanden, nur entkernen und mit Schale verwenden.

Sanddorn-Joghurt

Zutaten: 100 g Joghurt, 2 Eßlöffel Sanddorn-Sirup (Hippophan oder Sanddorn-Vollfrucht), 1 Eßlöffel Staubrohrzucker oder Honig.
Alles mischen.
Die Sanddorn-Beere ist eine Wildfrucht. Sie enthält die größte Menge Vitamin C, die je in einem Naturprodukt gefunden wurde. In Form dieser Joghurt-Speise können wir allen Kranken große Mengen von natürlichem Vitamin C mit seinen notwendigen Ergänzungsstoffen auf bekömmliche und köstlich mundende Weise zuführen.

Hagebutten-Joghurt

wird wie Sanddorn-Joghurt zubereitet, anstelle von Sanddorn Hagebutten-Mus.

Cassis-Joghurt

Zutaten: 100 bis 150 g Joghurt, 80 bis 100 g schwarze Johannisbeeren, 1 Eßlöffel Staubrohrzucker oder Honig.
Alles mischen.
Die Beeren können ganz oder zerdrückt beigemischt werden. Bei empfindlichem Magen und Darm kann auch nur der frische Saft verwendet werden. Die Zeit der schwarzen Johannisbeeren ist nur kurz; deshalb verwende man außerhalb der Beerenzeit Cassis-Preiselbeer-Elixier von Weleda, das man anstelle von Früchten dem Joghurt beifügen kann.

Holunder-Joghurt

Zutaten: 150 g Joghurt, 3—4 Eßlöffel Holundersirup, 3 Eßlöffel Zitronensaft.
Alles mischen.
Nur Holundersirup verwenden, der mit Rohrzucker hergestellt ist.

Dörrobst-Joghurt-Creme

Zutaten: 100 g Joghurt, 50 g Dörrobst (ungeschwefelt), Einweichwasser, 1 Eßlöffel Zitronensaft, Staubrohrzucker nach Bedarf, bei Verträglichkeit 1—2 Eßlöffel frischen, ungeschlagenen Rahm.
Das Dörrobst gründlich unter fließendem Wasser reinigen. Mindestens 24 Stunden in kaltes bis lauwarmes Wasser einlegen. Nachher das Dörrobst im Mixer zerschlagen. Das ganze Einweichwasser verwenden, da es wertvolle natürliche Zuckerstoffe enthält. Den Joghurt mit dem Zitronensaft beigeben. Wenn Rahm beigefügt wird, entsteht ein herrlicher Dessert für Stoffwechselpatienten, der aber auch bei Gesunden beliebt ist. Als Dörrobst eignet sich bestens: Aprikosen, Pfirsiche, Kurpflaumen.

Joghurt-Brotaufstriche

Zu diesen Brotaufstrichen benützen wir *Joghurt-Quark*. Es empfiehlt sich, wo chronische Stoffwechselpatienten in der Familie sind, sich einen Joghurt-Apparat anzuschaffen. Aber auch aus gekauftem Joghurt kann man sich selbst Joghurt-Quark zubereiten. Der Joghurt wird in einem sauberen Tüchlein aufgehängt; man läßt ihn abtropfen (6—12 Stunden). Den zurückbleibenden Quark kann man vielseitig verwenden.

Liptauer-Aufstrich

Zutaten: Joghurt-Quark, etwas Reformsenf, 1 Prise Diätsalz, etwas Sonnenblumenöl, 1 Kaffeelöffel Tomatenpüree, 1 Prise Paprika.
Alles außer Paprika gründlich mischen. Gesunde Brotarten damit bestreichen, mit Paprika bestreuen.

Kümmel-Brotaufstrich

Zutaten: Joghurt-Quark, feingeschnittener Schnittlauch, 1 Eßlöffel Kümmel oder 1 Kaffeelöffel Kümmelpulver, 1 Prise Diätsalz.

Alles mischen.

Ist ebenfalls gut zu geschwellten Kartoffeln (Pell-Kartoffeln). Kann auch mit Paprika kräftiger gemacht werden.

Joghurt-Tomaten-Aufstrich

Zutaten: Joghurt-Quark, etwas mildes Tomatenpüree, 1 Prise Salz, 1 Prise Thymian.

Alles mischen.

Tomatenpüree aus Tuben ist im allgemeinen milder als solches aus Dosen.

Kräuter-Aufstrich

Zutaten: Joghurt-Quark, 1 Prise Salz, 4—5 Eßlöffel gemischte, gehackte, frische Gewürzkräuter.

Alles mischen.

Bestgeeignet als Gewürzkräuter sind: Schnittlauch, Petersilie, Basilikum, Dill, Bohnenkraut, Thymian. Bei Mangel an Frischkräutern kann man etwas Dörrkräuter daruntermischen. Nur kleine Mengen, da sehr konzentriert.

Rezepte für Rohgemüsesäfte

Reine Rohgemüsesäfte siehe Erklärungen Seite 46.

Angereicherte Rohgemüsesäfte. Den reinen Rohgemüsesäften fügt man bei:

entweder

1. 1 Teelöffel kaltgepreßtes Sonnenblumen- oder Olivenöl und 1 Kaffeelöffel Zitronensaft

oder

2. 2 Teelöffel frischen Rahm und 1 Kaffeelöffel Zitronensaft
   oder
3. 1 Kaffeelöffel Mandel- oder Sesampüree, verdünnt und 1 Eßlöffel Zitronensaft
   oder
4. 2 Eßlöffel Joghurt oder 1 Eßlöffel ungezuckerte Kondensmilch und 1 Kaffeelöffel Zitronensaft.

Bei dicklichen Gemüsesäften füge man zum Verdünnen entweder abgekochtes Wasser oder erkaltete Gemüsebrühe bei.

Wenn man keine elektrische Saftpresse besitzt, bereite man zuerst eine der oben beschriebenen Salatsaucen und reibe die Gemüse über der Bircherraffel direkt hinein (Blattsalate ganz fein schneiden, Gemüsefrüchte zerdrücken oder reiben). Diese fertige Rohkost kann dann durch eine Handpresse getrieben werden.

Hat man einen Mixer, gibt man alle Zutaten in die Maschine, fügt ein halbes bis ganzes Glas Gemüse-Brühe bei und läßt den Motor 1—2 Minuten, je nach Härte der Gemüse, laufen.

Auf diese Weise hat man die ganze Zellulose der Gemüse mitverwendet, im Gegensatz zu den reinen Säften, wo dieselbe nicht mitverwendet wird.

Alle Säfte müssen unmittelbar nach dem Pressen konsumiert werden. Stehenlassen erzeugt Oxydation durch den Sauerstoff der Luft und damit Nährwert- und Geschmacksverschlechterung.

Kochsalz wird keines benötigt, da speziell Wurzelgemüse reichlich eigene und geeignetere Salze enthält. Als reine Gemüsesäfte seien in erster Linie empfohlen: Tomatensaft, Karottensaft, Rettichsaft, Selleriesaft.

Gemischte Gemüsesäfte sind in folgenden Kombinationen am beliebtesten:

$^1/_2$ Rettich- und $^1/_2$ Karottensaft
$^1/_2$ Rettich- und $^1/_2$ Tomatensaft
$^3/_4$ Rettich- und $^1/_4$ Spinatsaft
$^1/_2$ Rettich- und $^1/_2$ Randensaft

$^3/_4$ Karotten- und $^1/_4$ Spinatsaft
$^1/_2$ Karotten- und $^1/_2$ Selleriesaft
$^1/_2$ Selleriesaft und $^1/_2$ Randensaft
$^3/_4$ Randensaft und $^1/_4$ Spinatsaft
$^1/_2$ Karotten- und $^1/_2$ Gurkensaft
$^1/_2$ Tomaten- und $^1/_2$ Gurkensaft
$^1/_2$ Sellerie -und $^1/_2$ Gurkensaft
$^1/_2$ Randen- und $^1/_2$ Gurkensaft
$^1/_3$ Kartoffel- und $^2/_3$ Karottensaft
$^1/_3$ Kartoffel- und $^2/_3$ Randensaft

Alle diese Kombinationen werden mit einer der oben beschriebenen Salatsaucen zum fertigen Gemüsecocktail verarbeitet. Nach Belieben würzen mit Kräutern: Thymian, Rosmarin, Mayoran, Basilikum oder Schnittlauch und Petersilie. Zwiebeln soll man erst im fortgeschrittenen Stadium der Heilung zur Säftebereitung verwenden.

Es sei hier nochmals auf die vorzüglichen laktofermentierten Biotta-Gemüsesäfte (aus biologischem Anbau, ohne chemische Zusätze) hingewiesen, die statt selbstbereiteter Rohgemüsesäfte verwendet werden können.

Rohsalate

Die Grundsaucen

Dem Leber-Gallenkranken sind folgende Grundsaucen bestens empfohlen. Als Hauptprinzip merke sich der Patient, daß alle Salate nicht üppig angemacht werden dürfen. Nur mit einem Minimum von hochwertigen Fettstoffen, die aber dennoch geschmacklich befriedigend sein müssen, sollen die Salatsaucen zubereitet werden. Bei fortschreitender Genesung kann man langsam zu den Salatsaucen übergehen, wie sie in meinem Büchlein »150 Salatspeisen«, Rascher-Verlag, zu finden sind. Weiteres siehe unter dem Abschnitt über Fettstoffe, Seite 58 ff.

Grundsauce 1

Joghurt unter Beigabe von Gewürzkräutern, frisch oder gedörrt. Eignet sich speziell bei strenger Diät und zu allen Wurzelgemüsen.

Grundsauce 2

2 Teile Sonnenblumenöl, 1 Teil Zitronensaft, 1 Prise Diätsalz. Gewürzkräuter nach Belieben.

Statt Zitronensaft kann auch milder Obstessig (Apfelessig) oder ein Molkenessig mit Zitronensaft genommen werden. Evtl. 1 Messerspitze Reformsenf.

Eignet sich speziell für Blattsalate.

Grundsauce 3

2 Eßlöffel frischer Rahm, 1 Eßlöffel Zitronensaft, evtl. Gewürzkräuter.

An Stelle von Rahm allein kann auch eine Mischung von Joghurt und Rahm genommen werden.

Eignet sich speziell für Wurzelgemüse, Blumenkohl, Gurkensalat.

Grundsauce 4

1/3 Joghurt, 1/3 Sonnenblumenöl, 1/3 Zitronensaft oder Apfel-Essig. Je nach Salatart kann man etwas Diätsalz und Diätsenf beifügen. Gewürzkräuter nach Belieben.

Eignet sich für fast alle Salatarten.

Grundsauce 5

1 Eßlöffel Joghurt, 1 Kaffeelöffel Mayonnaise (Schnellmayonnaise), Gewürzkräuter nach Belieben. Je nach Krankheitszustand kann etwas mehr Mayonnaise genommen werden.

Schnellmayonnaise

Der Leber-Gallenkranke glaubt im allgemeinen, daß ihm eine Mayonnaise streng verboten sei. Dies ist aber keineswegs der Fall, wenn die richtigen Grundstoffe verwendet werden: Erstklassiges Öl, Zitronensaft, Diätsenf und Diätsalz. Das Eiweiß muß völlig gemieden werden, nur ein Eigelb auf einen halben Liter Sonnenblumenöl.

Zutaten: 1 Eigelb, 1 Kaffeelöffel Diätsenf (Quantum dem Eigelb entsprechend), 1 Eßlöffel Zitronensaft, 1 Prise Diätsalz, 1/2 l Sonnenblumenöl.

Eigelb, Senf, Salz und Zitronensaft mit dem Schneebesen gründlich rühren, dann das Öl unter ständigem Weiterrühren rasch

beigeben. (Der halbe Liter Öl sollte in einer Minute verarbeitet sein.) Wie bei jeder Mayonnaise sind Ei und Öl vorher in der gleichen Temperatur möglichst kühl zu halten. Bei dieser Art Mayonnaise kommt es öfters vor, daß sie »verrührt« wird, weil man *zu lang* rührt, und nicht wegen zu kurzem Rühren.
Diese Schnellmayonnaise dient aber dem Leber-Gallenkranken nur als Grundlage zur Salatsauce und muß mit Joghurt, Rahm, Ölsauce, Butter- oder Magermilch oder Mandelmilch unbedingt gestreckt werden, damit sie dem Patienten bekömmlich ist.

*

Kopfsalat und andere Blattsalate

Zutaten: 1 Kopfsalat, Grundsauce 1 oder 2, Messerspitze Reformsenf.
Gründliche Reinigung, gutes Abtropfen, damit die Blätter knusprig sind, mit der Sauce kurz vor dem Servieren gründlich mischen.
Nach Belieben im Sommer frische Gewürzkräuter, im Winter Dörrkräuter beigeben.
Bestgeeignet: Schnittlauch, Petersilie, Basilikum, evtl. wenig über der Bircherraffel geriebene Zwiebeln.
Lattichsalat, Schnittsalat, Feldsalat, Spinatsalat können gleich zubereitet werden wie Kopfsalat. Ebenso: Löwenzahnsalat, Mangoldsalat, Garten- und Brunnenkresse, Nüßlisalat und Endiviensalat. Diese letztgenannten Salatsorten sind für den Leber-Gallenpatienten wegen ihrem relativ hohen Gehalt an Bitterstoffen besonders günstig.

Fenchelsalat

Zutaten: 1 große Fenchelknolle, Grundsauce 1 oder 5.
Der gereinigte Fenchel kann geraffelt, gehobelt oder ganz fein geschnitten der Salatsauce beigemengt werden. Mit Vorteil etwa eine Stunde vor dem Essen anmachen und ziehen lassen.
Keine Gewürzkräuter verwenden; diese erübrigen sich durch den starken Eigengeschmack des Fenchels.

Sauerkraut-Rohsalat

Zutaten: Rohes, biologisches Sauerkraut, Grundsauce 1, 2 oder 5.
Alles gut mischen.
Sauerkraut ist ein guter Vitamin-C-Spender, er ist eine große diätetische Hilfe für den Leber-Gallenkranken.

Karottensalat

Zutaten: Gereinigte, rohe Karotten, Grundsauce 1 oder 3.
Die Karotten über der Bircherraffel direkt in die Sauce reiben und mischen.
Kann mit feingeschnittenem Schnittlauch oder Petersilie überstreut werden.

Rettichsalat

Zutaten: 1 geschabter weißer oder schwarzer Rettich, Grundsauce 1, 3 oder 5.
Zubereitung wie Karottensalat.
Um die Schärfe der Rettiche zu mildern, kann man etwas Äpfel hineinreiben.
Rettiche lassen sich auch gut zu gemischten Salaten verwenden, für den Leber-Gallenpatienten eignen sich speziell folgende Kombinationen:

Rettich-Karottensalat
Rettich-Zucchettisalat
Rettich-Gurkensalat
Rettich-Randensalat

Für alle diese gemischten Rettich-Salate eignen sich Grundsaucen 1, 3 und 5.

Radieschensalat

Zutaten: 1 Bund Radieschen, Grundsauce 1, 3 oder 5.
Die gut gewaschenen Radieschen, in feine Scheiben geschnitten oder über der Bircherraffel gerieben, mit der Sauce gut mischen.
Im Frühling vergesse man nicht die Rettichsorten *»Eiszapfen«* oder *»Ostergruß«*.

Sellerie-Salat

Zutaten: Sellerie-Wurzel, Grundsaucen 1, 3, 5.
Sellerie waschen, schälen, über der Bircherraffel direkt in die Sauce reiben.

Randensalat

Zutaten: Eine rohe Randenwurzel, Grundsauce 1 oder 3, 1 Messerspitze Kümmel oder Kümmelpulver.
Die gewaschenen, geschälten Randen roh über der Bricherraffel in die Sauce reiben (den Kümmel der Sauce beigeben oder den Salat damit überstreuen).

Schwarzwurzel-Rohsalat

wird wie Selleriesalat zubereitet. Als Gewürze eignen sich Dill, Rosmarin und Thymian.

Tomatensalat

Zutaten: Tomaten, Grundsauce 2, 4 oder 5, Gewürzkräuter nach Belieben, bestgeeignet: Thymian, Basilikum, Zwiebeln.
Die gewaschenen Tomaten mit scharfem Tomatenmesser in feine Scheiben oder regelmäßige Würfel schneiden, anrichten, mit der Sauce beträufeln, Gewürzkräuter darüberstreuen.

Belegte Tomatenhälften

Zutaten: Tomaten, halbiert, fertiger Wurzel-Rohsalat, 1 Eßlöffel frische Kräuter nach Belieben.
Die halbierten Tomaten auf eine Platte anrichten (Schnittfläche nach oben), den Wurzelsalat darauf geben, mit den Kräutern bestreuen.
Als Wurzelsalat bestgeeignet: Blumenkohl-, Rettich- oder Selleriesalat.

Gefüllte Tomaten (roh)

Zutaten: Tomaten, Fülle siehe unten, frische Kräuter, evtl. etwas Joghurt-Mayonnaise.
Von den gewaschenen Tomaten einen Deckel abschneiden, mit einem Löffel aushöhlen (nicht ausdrücken), füllen mit dem fer-

tig angemachten Salat nach Wahl. Mit Kräutern und evtl. Mayonnaise garnieren.
Als Füllungen eignen sich: Sauerkrautsalat, Blumenkohlsalat, Spargelspitzen-Rohsalat, roher Champignons-Salat, Zucchetti-Salat und alle oben beschriebenen Wurzelsalate.

Gurkensalat

Zutaten: Gurke, Grundsauce nach Wahl, 1 Messerspitze Dill, gedörrt oder 1 Eßlöffel frisch.
Gurken nicht schälen. Fein hobeln oder würfeln, mit Sauce und Kräutern mischen.
Altmodische Herstellung mit Einsalzen und Ausdrücken unbedingt vermeiden wegen großem Nährwertverlust! Nur falsch zubereitete Gurkensalate können unter Umständen zu Verstimmungen führen. Ausländische Gurken schälen.

Zucchetti-Salat

Zutaten: Zucchetti (klein, auch Zucchini genannt), Grundsauce 2, 3 oder 5, 1 Kaffeelöffel Dill oder andere Gewürzkräuter.
Zarte, junge Zucchettis nicht schälen, über der Rösti-Raffel in die Sauce hineinreiben. Kann auch in ganz feine Scheiben geschnitten werden (Gurken-Hobel).
Anfänglich bei der Ernährungsumstellung schäle man die Zucchetti und reibe sie über der Bircherraffel in Grundsauce 1.

Peperoni-Salat

Zutaten: Gelbe oder rote Peperoni, Grundsauce 4 oder 5.
Peperoni waschen, öffnen und entkernen, das Fleisch in ganz feine Streifen schneiden, mit der Sauce mischen.
Da die Peperoni sehr scharf sind, nur in kleinen Quantitäten servieren, quasi als Garnitur. Grüne Früchte sind meist noch schärfer und werden besser gemieden.

Lauchsalat

Zutaten: Gereinigte Bleichlauchstengel, Grundsauce 4 oder 5.
Den Lauch mit scharfem Messer in feine Scheibchen schneiden, mit Sauce mischen.

Die Abfälle und das allzu Grüne des Lauches zu Suppen oder Füllungen verwenden. Lauchsalat in kleinen Quantitäten quasi als Garnitur verwenden. Bei Blähungen meiden.

Blumenkohl-Salat

Zutaten: Blumenkohl, Grundsauce 3 oder 5, nach Belieben Kräuter.

Der gutgewaschene Blumenkohl wird über der Bircherraffel bis zum Stotzen abgerieben (also nur die Blume) und mit der Sauce vermischt. Mit Kräutern bestreuen oder mit Dörrkräutern mischen.

Die Stotzen werden zu einer Suppe verwendet.

Stangensellerie-Salat

Zutaten: Stangensellerie, Grundsauce 1, 3 oder 5, frische Gewürzkräuter.

Sellerie waschen, in kleine oder größere Stücke schneiden, mit Sauce und Kräutern mischen.

Kann auch über der Bircherraffel gerieben werden; die Fasern müssen nach kurzem Reiben immer wieder mit dem Messer abgeschnitten werden.

Krautstiel-Rohsalat

Zutaten: 300 g zarte Krautstiele (Mangoldstiele), Grundsauce 1, 3 oder 5, frische Gewürzkräuter.

Die gut gereinigten Krautstiele werden mit Messer möglichst gut zerkleinert und mit der Sauce vermischt.

Gekochte Gemüse

Allgemeines Seite 42 ff.

Im Abschnitt über gekochte Gemüse ist ausführlich beschrieben, wie der Leber-Gallenkranke Gemüse im allgemeinen und im einzelnen kochen soll. Dashalb folgen hier lediglich ein paar bekannte, für Leber-Gallenkranke günstige Gemüsespeisen.

Wichtig für Leber-Galle-Patienten ist, daß das Kochen und Dünsten mit wenig oder gar keinen Fettstoffen durch die neuen Pfannen mit Teflon-Belag leicht geworden ist, ohne daß ein Anbrennen befürchtet werden muß. Wo der Arzt es vorschreibt, können die in den Rezepten angegebenen Fettmengen also stark reduziert werden. Man wähle aber eine harteloxierte, kratzfeste Teflonpfanne wie die Duroperl-HT-Pfanne, deren Boden sich auch bei großer Hitze oder raschem Abschrecken nicht verziehen kann.

Gefüllter Lattich

Zutaten: Lattich, 1 Büchslein Tartex oder Phag-Sandwich-Creme, 2—3 Eßlöffel Joghurt oder Rahm, 2—3 Eßlöffel Paniermehl (aus Vollkornbrot). Bei Verträglichkeit etwas geriebene Zwiebeln; etwas Butter oder Pflanzenfett.

Lattich waschen, unzerkleinert weichdämpfen, etwas abkühlen lassen, die Blätter bestreichen mit der Masse, die entsteht aus dem Mischen von Phag-Sandwich-Creme oder Tartex mit Paniermehl, Joghurt oder Rahm. Werden Zwiebeln dazugetan, ist es günstig, sie vorher in etwas Pflanzenfett anzudünsten. Aus dem bestrichenen Lattich werden Rollen gemacht; in eine Auflaufform nebeneinanderlegen, mit Butter oder Pflanzenfett bestreichen und im Ofen überbacken.

Karotten-Kartoffel-Auflauf

Zutaten: 500 g Karotten, 500 g Kartoffeln, Joghurt (ca. 200 bis 250 g), 1 Kaffeelöffel Nährhefe oder Diätsalz, etwas Butter.

Karotten und Kartoffeln werden gut gewaschen und mit der Schale im Dampf weichgekocht. Noch warm geschält. Beides durch Kartoffelpresse drücken, mischen, in gut ausgebutterte Auflaufform geben. Der Joghurt wird mit dem Schneebesen gut gerührt, mit Diätsalz oder Nährhefe vermischt, über den Auflauf gegeben. Im mittelheißen Ofen überbacken.

Besondere Bemerkung: Wenn erlaubt, den Auflauf mit ein paar Butterflöckchen bestreuen, worauf die schönere Kruste entsteht.

Gedämpfter Chicorée (belgische Endivie)
Zutaten: Pro Person 2 Stück Chicorée, etwas Pflanzenfett, Nährhefe oder Diätsalz.
Den Chicorée im Dampfkochtopf weichdämpfen, gut abtropfen lassen, auf heißen Teller anrichten, mit Nährhefe oder Diätsalz und einigen Flöckchen Pflanzenfett bestreuen.
Bittere Pflanzen nicht abbrühen, wie es früher gemacht wurde, denn gerade die Bitterstoffe helfen der kranken Leber, die Speisefette zu verdauen.

Minuten-Spinat
Zutaten: 1 kg Spinat, Salz, etwas Öl, Würze nach Belieben. 3 bis 4 Eßlöffel Haushaltungsrahm.
Spinat waschen, die Hälfte davon in Dampf weichkochen, abwechslungsweise mit dem rohen Spinat durch die Hackmaschine passieren, mit etwas Öl in Pfanne geben, aufwärmen, Kochzeit höchstens 1 Minute. Zuletzt Haushaltungsrahm beimischen. Wenn das Gemüse zu saftig, kann man etwas Soyamehl oder eine über die Bircherraffel geriebene Kartoffel beifügen (um Versäuerung zu vermeiden, kein Weizenmehl); nach Belieben mit Kräutern und Phag-Aroma würzen.

Zucchetti (Zucchini)
So nennen sich die schmackhaften, kleinen, kürbisartigen Gemüsekolben, welche in der Diät für Leber-Gallenkranke eine angenehme Abwechslung bedeuten.
Zutaten (für 2—3 Personen): 1 kg Zucchetti, 30—40 g Pflanzenfett oder Öl, etwas Dill, frisch oder gedörrt, 1 Prise Diätsalz, 1 Messerspitze Paprikapulver, wenn erlaubt 1—2 Zwiebeln.
Kleine Zucchetti (Zucchinis) waschen, nicht schälen, in Würfel wie zu Salzkartoffeln schneiden. Wenn mit Zwiebeln zubereitet, diese zuerst in Teflonpfanne andünsten, Dill beigeben, auf mittlerem Feuer 20—30 Minuten weichdämpfen. Salz erst zuletzt beifügen, damit nicht zu viel Saft aus dem Gemüse gezogen wird.
In vorgewärmte Schüssel anrichten und mit Paprika überstreuen. Statt Salz kann auch 1 Phag-Pflanzenwürfel oder Nährhefe genommen werden.

Suppen

Kraftnährbouillon

Zutaten: 1 Kaffeelöffel Phag-Aroma oder ein Soja-Bouillonwürfel, 1 Kaffeelöffel Nährhefe, 1 Eßlöffel Weizenkeime, 2 bis 3 dl kochendes Wasser.
Alle Zutaten in vorgewärmten Teller geben und mit kochendem Wasser anbrühen.
Für Leberfälle, die sehr empfindlich sind, Weizenkeimpulver statt Weizenkeime nehmen.

Eingeriebene Kartoffelsuppe

In eine fertige, klare kochende Gemüsebrühe reibt man direkt pro Person eine halbe Kartoffel hinein (geschält, aber roh). Man läßt sie nur etwa 5 Minuten kochen (ja nicht zuviel Kartoffeln nehmen und nicht zu lange kochen, da die Suppe sonst gallerig wird). Anrichten und mit etwas Petersilie bestreuen. (Erste Suppe bei Rohkost mit Zulagen.)

Kartoffel-Gemüsesuppe

Gleichviel Kartoffeln und Wurzelgemüse (Sellerie, Karotten, Petersilienwurzel, 1 kleiner Lauchstengel, etwas Blumenkohl) werden über der Bircherraffel in wenig Öl oder Pflanzenfett angedämpfte Zwiebeln hineingerieben und mitgedämpft. Es kann auch ganz feingeschnittener Kopfsalat, Kresse oder eine Handvoll Spinatblätter, auch Sauerampfer, feingeschnitten, beigefügt werden. Wenn alles gut verdämpft ist, mit Gemüsebrühe ablöschen und ca. 1/2 Stunde weichkochen.

Karottencremsuppe

Zutaten: 1 kleine Zwiebel, 2—3 mittelgroße Karotten, 1 Kaffeelöffel Butter oder Pflanzenfett, Wasser oder Gemüsebrühe.
Die Zwiebeln über der Bircherraffel direkt in die Pfanne reiben und mit Fett dämpfen. Die Karotten ebenfalls über der Bircherraffel hineinreiben und mitdämpfen. Ablöschen, weichkochen. Vom Feuer nehmen, durch ein Sieb treiben und mit dem rest-

lichen Wasser oder Brühe wieder aufs Feuer geben zum Warmhalten. Wo ein elektrischer Mixer ist, gibt man die Suppe nach dem Weichkochen in den Becher und zerschlägt sie zu feiner Creme. Kein Bindemittel notwendig. Wenn dennoch gewünscht, ist Hirsegrieß oder etwas Biopharin oder eine rohgeriebene Kartoffel am empfehlenswertesten. (Die Zwiebel kann auch weggelassen werden.)

Reismehlsuppe

Die Reismehlsuppe ist besonders da zu empfehlen, wo akute Durchfälle und Leber-Gallenstörungen vorhanden sind. Diese Suppe nach Säftetagen zur Übergangskost einschalten.
1 Eßlöffel Reismehl in kaltem Wasser auflösen, in die Pfanne geben und unter ständigem Rühren bis zum Kochen bringen. Die Suppe ca. 20 Minuten kochen lassen. Mit Phag-Aroma (ohne Kochsalz oder, wenn erlaubt, mit) würzen.

Hirsegrieß-Suppe

Hirse ist stark kieselsäurehaltig. Hirsesuppen sind speziell zu empfehlen, wo auch Magen- und Darmschleimhäute geschädigt sind.
1 schwacher Eßlöffel Hirsegrieß wird in eine kochende Gemüsebrühe eingerührt, 1/4 Stunde kochen lassen.

Variante:

Das Hirsegrieß wird in Diätfett oder Sonnenblumenöl leicht angeröstet, mit Gemüsebrühe abgelöscht und wie oben gekocht.
Bei Verträglichkeit können über der Bircherraffel in die Pfanne geriebene Zwiebeln leicht angedämpft werden, Hirsegrieß beigeben und kochen wie oben.

Hirseflockensuppe

Anstelle von Hirsegrieß können für obige Suppen auch Hirseflocken Verwendung finden.

Saucen

Béchamel-Sauce

Zutaten: 20 g Butter, 20 g Mehl (mit Biopharin angereichert), 2 dl Milch, 1½ dl Gemüsebrühe, evtl. eine Prise Diätsalz.

In kleiner Kasserolle die Butter schmelzen, das Mehl darin leicht andünsten, die Milch-Gemüsebrühe-Mischung kalt und auf einmal beigeben, mit dem Schneebesen gut verrühren, zum Kochen bringen, auf kleinem Feuer 15—20 Minuten köcheln.

Zur Geschmacksverfeinerung kann in die fertige Sauce ein frisches Stücklein Butter gegeben werden.

Soya-Béchamel-Sauce

Wie Béchamel-Sauce. Anstelle von Weizenmehl werden halb Soya-Kraft- und halb Soya-Weizenmehl verwendet. Wenn Soya-Weizenmehl nicht erhältlich, Weißmehl mit Biopharinzusatz.

Diätsenfsauce

Aus Pflanzenfett, Biopharinmehl und einer Milch-Wasser-Mischung wird eine Béchamel-Sauce hergestellt (siehe Béchamel-Sauce). Kochzeit mindestens 20 Minuten. 5 Minuten vor Ende der Kochzeit werden milde Gewürzkräuter-Gurken über der Bircherraffel hineingerieben und je nach Saucenmenge ein kleineres oder größeres Quantum Diätsenf beigefügt.

Sellerie-Sauce

Zutaten: Béchamel-Sauce, Reste von gekochtem Sellerie-Gemüse, 3—4 Eßlöffel roher, über der Bircherraffel geriebener Sellerie.

Das gekochte Sellerie-Gemüse wird passiert und der Béchamel-Sauce beigefügt. Aufkochen lassen. Feuer abstellen, den rohen Sellerie hineinreiben und noch etwas ziehen lassen.

Besondere Bemerkungen: Die Sauce kann mit Rahm etwas verfeinert werden, — wenn sie pikant sein soll, füge man ein paar Tropfen Zitronensaft bei. Es sieht hübsch aus, wenn sie beim Anrichten mit gehackten, frischen Kräutern bestreut wird.

Sugo (Tomatensauce ohne Mehl)

Sehr basenreich, zu Teigwaren, japanischem und indischem Reis besonders zu empfehlen.

Zutaten (für 2—3 Personen): 500 g Tomaten, 3—4 große Zwiebeln, 30—40 g Sonnenblumenöl, 20 g Butter, 2—3 Eßlöffel gehackte Gewürzkräuter, wenn nötig etwas Wasser oder Gemüsebrühe.

Tomaten schälen, Kerne ausdrücken, Tomatenfleisch auf Holzbrett feinhacken, in Teflonpfanne die auf der Bircherraffel direkt hineingeriebenen Zwiebeln in Öl andämpfen. Tomatenfleisch mitdämpfen. Kräuter beifügen, auf kleinem Feuer 30—40 Minuten kochen lassen. Nach Bedarf Flüssigkeit beigeben. Diese Sauce soll nicht passiert werden. Der Saft, der beim Ausdrücken der Kerne verlorengeht, wird abgesiebt und mit der Flüssigkeit wieder zur Sauce gegeben.

Besondere Bemerkungen: Sind die Tomaten blaß, gibt man 1 Kaffeelöffel Tomatenpüree bei. Für ganz heikle Patienten kann die fertige Sauce im Mixer so zerschlagen werden, daß die Zwiebelhäutchen keinerlei Störungen mehr verursachen können. Für schwerkranke Patienten darf dieser Sugo nie nur aus Tomaten*püree* hergestellt werden.

Geschmacklich wird der Sugo auch wunderbar nur mit Butter zubereitet. Diese darf aber nie sehr heiß werden, der ganze Kochprozeß muß von A bis Z auf kleinstem Feuer geschehen. (Dauer 3/4—1 Stunde.) Beifügen von etwas geriebenen Karotten sehr empfehlenswert.

Kartoffelgerichte

Bouillon-Kartoffeln (Brühekartoffeln)

Diese Kartoffelart sollte die wertlosen Salzkartoffeln aus der Krankendiät verdrängen, denn im Salzwasser werden die Kartoffeln ausgelaugt, während sie sich durch Weichkochen in einer Gemüsebouillon aus Phag-Aroma mit Nährstoffen bereichern.

Kartoffeln waschen, schälen, wie zu groben Salzkartoffeln schneiden. In der Gemüsebrühe weichkochen, abgießen, auf gewärmte Platte anrichten, mit Petersilie oder anderen gehackten Kräutern bestreuen, wenn erlaubt mit zerlassener Butter oder Pflanzenfett beträufeln. Die übrigbleibende Brühe wird selbstverständlich nicht weggegossen, sondern zu einer gebundenen Suppe verwendet.

Kartoffelschnee

In der Krankenernährung sollte der Kartoffelschnee die Stelle von Kartoffelstock einnehmen, weil beim Kartoffelschnee das Vitamin C bis zu 80% erhalten bleibt, im Kartoffelstock nur 3—5%.

Mittelgroße Kartoffeln waschen, im Dampf weichkochen, in ganz heißem Zustand schälen, Platte oder Teller gut anwärmen, die Kartoffeln durch die Presse oder Sieb direkt auf die Platte anrichten.

Wenn erlaubt, mit einem Röllchen frischer Butter garnieren, keinesfalls salzen.

Kartoffelcreme

Kartoffelcreme wird in einem elektrischen Mixer zubereitet. Wichtig ist, daß der Becher, ob aus Metall oder Glas, gut vor-

gewärmt wird, da sonst durch die Abkühlung ein zäher Brei entsteht.
Vorbereitung der Kartoffeln wie beim Kartoffelschnee, die heißgeschälten Kartoffeln werden in den vorgewärmten Mixbecher gegeben, pro Person ein nußgroßes Stück Butter oder Pflanzenfett beigefügt und so viel Milch, daß die Kartoffeln gedeckt sind. Strom einschalten und zerschlagen lassen, bis ein feiner, luftiger Brei entstanden ist. Auf heißen Teller oder Schüssel anrichten und sofort servieren.
Besondere Bemerkung: Diesen Brei kann man geschmacklich variieren, indem man statt Milch Gemüsebrühe beifügt oder eine Mischung aus Milch und Gemüsebrühe (Nährhefe, Pflanzenwürze). Beifügen von gedämpftem Spinat, frischem Tomatenbrei (roh) oder einem Eßlöffel Tomatenpüree ergeben angenehme geschmackliche Abwechslungen.

Kümmelkartoffeln

Kümmelkartoffeln kann man über den ganzen Sommer aus Kartoffeln mit der Schale zubereiten. Erst im Winter und gegen den Frühling, wenn die Kartoffeln zu keimen beginnen, schält man sie und bestreicht die Oberfläche mit Butter oder Öl.
Gleichmäßig große Kartoffeln waschen, gut bürsten und ungeschält halbieren, so daß eine möglichst große Schnittfläche entsteht. Diese wird in eine Mischung von Kümmel und Diätsalz gedrückt. Mit der Schnittfläche nach unten auf ein gebuttertes Blech setzen.
Je nach Fall können die Schalen mit etwas zerlassenem Fett oder Öl überpinselt werden. 30—40 Minuten in einem nicht allzuheißen Ofen backen.

Bircherkartoffeln

Diese Kartoffeln werden am leichtesten verdaulich, wenn man sie mit selbst hergestelltem Joghurt-Quark zubereitet. Dazu wird Joghurt (genau wie bei der Zubereitung aus Sauermilch) in einem Tüchlein aufgehängt, man läßt ihn abtropfen, bis die gewünschte Konsistenz erreicht ist.

Die Kartoffeln mit der Gemüsebürste gründlich reinigen; damit die Kartoffel gut steht, einen kleinen Boden schneiden. Der Länge nach eine tiefe Kerbe einschneiden, welche eingebuttert werden kann. Diese Kartoffeln werden in ziemlich heißem Ofen weichgebacken. Unterdessen wird aus dem gewonnenen Joghurt-Quark (evtl. auch gekaufter Rahmquark) die Fülle vorbereitet durch Beifügen von etwas Diätsalz, Milch oder Rahm und viel gehackten Kräutern (mit Vorzug Petersilie). Die ganze Masse gut verarbeiten, in einen Spritzsack geben, erst wenn die Kartoffeln auf Platte oder Teller angerichtet sind, wird der Quark durch eine breite Tülle hübsch darauf gespritzt. Sofort servieren! Patienten, die an Blähungen leiden, gebe man in die Füllung Kümmel oder Kümmelpulver.

Himmel und Erde

Unter diesem Namen wird folgendes, in Oesterreich bekanntes Gericht zu der Kranken- und Kleinkinderernährung oft zugezogen.
Es werden gleichviel Äpfel und Kartoffeln geschält und zu Schnitzen gerichtet. Diese kocht man im Dampf weich, sie werden auf eine heiße Platte angerichtet und mit zerlassener Butter (nicht zu heiß) abgeschmelzt.
Kann für Schwerkranke und Kleinkinder auch im Mixer zu feinem Brei zerschlagen werden.

Reis-Speisen

Bestempfohlen ist Festivalreis. Es ist dies ein von der gröbsten Außenfaser befreiter Reis, der aber noch Keim und Samenhaut enthält.

Japanischer Reis

Pro Person ca. 60 g Reis, Gemüsebrühe oder nur Wasser mit Diätsalz.

Reis gut erlesen, in der Brühe (bzw. Wasser) wie Teigwaren schwimmend kochen (18—20 Minuten), abgießen, auf ein leicht mit Butter bestrichenes Blech geben, im warmen Ofen ausdämpfen lassen, mit wenig Butterflöcklein überstreuen, warmhalten bis zum Service.
Besondere Bemerkungen: Dieser Reis kann mit einem saftigen Gemüse oder einer Sauce serviert werden. Als Saucen eignen sich für den Leber-Gallenkranken: Tomatensauce, Senfsauce, Kräuter-Béchamel-Sauce.

Indischer Reis

Wird genau hergestellt wie japanischer Reis. Wenn fertig gekocht, wird der Reis auf einem Holzbrett ausgebreitet. Erkalten lassen. In Teflonpfanne mit wenig Öl wärmen. Wie japanischen Reis mit Sauce servieren.

Risotto (Bircher-Art)

Zutaten (für 4 Personen): 250 g italienischer Mattreis oder Festivalreis, ca. $^1/_2$ l Gemüsebrühe, 2 große Zwiebeln je nach Schärfe, eine Messerspitze Safran, 1 Eßlöffel Diätfett oder 30 bis 40 g Sonnenblumenöl, Saft einer Zitrone, 1 Eßlöffel Nährhefe.
Die Gemüsebrühe wird zum Kochen gebracht, in einer andern Kasserolle werden die über der Bircherraffel geriebenen Zwiebeln in wenig Fett bzw. Öl hellgelb gedünstet. Reis und Safran beifügen, mischen, mit *heißer* Gemüsebrühe ablöschen. Vom Moment des Ablöschens 18 Minuten kochen. Bei Bedarf weitere Flüssigkeit zufügen, die Nährhefe beigeben, 2 Minuten mitkochen lassen, Saft einer Zitrone beifügen, anrichten.
Besondere Bemerkungen: Wer den Risotto gerne trocken hat, nimmt weniger Gemüsebrühe. Ein richtiger Risotto sollte aber so feucht sein, daß keine Kugeln abgestochen werden können. Kann auch ohne Zwiebeln hergestellt werden.

Piemonteser Reis

Wird wie Risotto hergestellt unter Beimengung eines Suppentellers voll frischen Tomatenbreis oder einer kleinen Büchse Tomatenpüree.

Mais-Speisen

Weiche Polenta (3—4 Personen)

Zutaten: 150 g grober Mais (Bramatamais), 600 g Milch, 600 g Wasser, Diätsalz, 2—3 Eßlöffel Nährhefe.

In die kochende Milch-Wasser-Lösung den Mais einlaufen lassen, salzen und in ca. 1 Stunde Kochzeit zu weichem Brei kochen. Kurz vor dem Anrichten evtl. Nährhefe einrühren.

Besondere Bemerkungen: Der Brei soll dünn sein. Man serviere ihn im Suppenteller und esse ihn mit dem Löffel.

Variante: Man kann den Mais auch zuerst in Pflanzenfett oder Öl gründlich andämpfen und dann erst ablöschen.

Türkenmaluns (Bündner Rezept)

Zutaten: 350 g Bramatamais, 350 g Wasser, 1 Prise Diätsalz, 150 g in der Schale gekochte Kartoffeln, ca. 40 g Pflanzenfett, ca. 50 g Butter.

Den Mais 2 Stunden vor dem Rösten mit kochendem Wasser abbrühen. Gut erkaltete Kartoffeln schälen, über der Bircherraffel reiben und mit dem Mais mischen. In eine Duroperl-Teflonpfanne geben und in Pflanzenfett und Butter rösten unter beständigem Rühren und Stoßen mit der Bratschaufel, bis die Masse bröselig ist. Zur Verfeinerung kann man vor dem Anrichten nochmals ein Stück frische Butter dazugeben, kurz wenden und anrichten.

Besondere Bemerkungen: Leber-Gallenleidende mit Durchfällen sollen keinen Türkenmaluns essen, um so eher aber chronisch Verstopfte.

Wenn schon Fleisch, dann so:

Dr. Bircher-Benner lehnte es ab, Leber- und Gallenleidenden vor völliger Heilung Fleisch zu verabreichen. Es gibt aber oft Fälle, wo aus irgendeinem Grund vom Arzt dennoch hie und da Fleisch verordnet wird. Für diese Fälle sei hier eine allgemeine

Anleitung gegeben, wie das Fleisch für Patienten zubereitet werden soll, damit es den höchsten Nährwert bei kleinstem Schaden erhält. Wird Fleisch auf diese Weise nicht vertragen, sollte es ganz weggelassen werden. Auch hier sei betont, daß Rohkost jedem Fleischgericht vorausgeschickt werden muß. Dadurch wird die Verwertung leichter. Es tritt dann auch nicht die sogenannte »Lymphozitäre Reaktion« im Blute auf. Sie ist als ein Zeichen der naturbedingten Abwehr gegen tierisches Eiweiß aufzufassen.
Bestgeeignet sind für diese Art Fleischzubereitung:
90—120 g Filetbeefsteak oder Entre-Côte oder Kalbfleischschnitzel. Das Fleisch soll ziemlich dick geschnitten und flächenmäßig nicht zu groß sein. Dieses Fleisch wird gründlich abdressiert (Fett und Sehnen völlig entfernen). Mit Diätsalz leicht einsalzen, beidseitig leicht mit Reformsenf bestreichen, etwas Thymian auf eine Seite geben, das Fleischstück in eine kleine Schale mit Sonnenblumenöl legen, einen Tag darin liegen lassen. Das Fleisch in eine Duroperl-HT-Pfanne (Teflonbelag) geben und nur kurz auf beiden Seiten anbraten. Sofort servieren! Wer einen Grill hat, gibt das auf gleiche Weise vorbereitete Fleisch auf den Grill, mit gleicher Bratzeit.
Ist dem Patienten schon solches Fleisch erlaubt, müssen aber alle anderen Gerichte, die dazu serviert werden, basenüberschüssig sein.
Näheres über Fleisch Seite 51 f.

Gesunde Süßspeisen

Rote Grießgrütze

Zutaten: 1 Liter Fruchtsaft (rote Johannisbeeren, Himbeeren, evtl. eine Mischung Johannisbeeren, Himbeeren, Kirschen), 1/2 l Wasser, Staubrohrzucker nach Fruchtart (100—150 g), 100 g Hirsegrieß.
Die Hälfte des Fruchtsaftes (1/2 l) wird mit dem Wasser und Staubrohrzucker aufgekocht. Der Grieß wird eingerührt und man läßt ihn auf ganz kleinem Feuer zu einem dicklichen

Fruchtbrei aufquellen (ca. 20 Minuten). In kalt ausgespülte Puddingform füllen, nach Erkalten stürzen. Restlichen Fruchtsaft zuckern und über den gestürzten Pudding gießen.
Kann auch mit rohem Rahm, Mandelrahm oder Vanillesauce serviert werden.

Blaue Grütze

Wird gleich wie die rote Grütze zubereitet aus Heidelbeeren oder Brombeeren.

Süßmost-Creme

Zutaten: 1/2 l Süßmost, 100 g Staubrohrzucker, Schale und Saft einer Zitrone, 2 Eier, 1 Eßlöffel Maizena, 2 Eßlöffel Rahm.
Most und Zucker aufkochen, unterdessen die ganzen Eier mit Maizena gut verrühren. Die kochende Flüssigkeit langsam unter ständigem Rühren zu den Eiern geben, das Ganze nochmals in der Pfanne zum Kochen bringen. Erkalten lassen, Zitronensaft, geriebene Schale und leicht geschlagenen Rahm darunterziehen. Mit Vorteil in Becher oder Schale servieren!

Blancmanger (Mandelsulz)

Zutaten: 1/2 l frischer Rahm, 1/2 l Milch, 15 g Schnitt-Agar-Agar oder 8 g Agarpulver, 125 g süße Mandeln, nach Belieben 3 bittere Mandeln, 125 g Staubrohrzucker, 50 g Vanillezucker, 1 kleiner Zimmetstengel.
Milch und Mandeln, Staubrohrzucker, Rahm und Zimt unter stetem Rühren 10 Minuten kochen, vom Feuer nehmen, mit dem gut aufgelösten Agar-Agar mischen und rühren bis etwas verdampft, zwecks Vermeidung von Hautbildung. Wenn erkaltet, in mit Mandel- oder Olivenöl ausgestrichene Pudding- oder Porzellanform füllen, wenn erstarrt stürzen, mit Obstsauce nach Belieben servieren.